USOS Y APLICACIONES MÁGICOS DE LA MIEL

Remedios e Ideas para Usar la Miel en Diversas Enfermedades, Infecciones, Alergías y otras Situaciones

CASEY BOWMAN

Índice

Introducción

Durante miles de años, los seres humanos han estado fascinados por la miel. Por supuesto, nadie puede precisar exactamente cuándo fue descubierta, pero hay evidencia significativa de que fue un bien preciado en la mayoría, si no en todas, las primeras civilizaciones.

Su uso comenzó con los primeros hombres que lo usaban como edulcorante natural para alimentos. Los antiguos egipcios lo usaban como líquido de embalsamamiento, para curar heridas e incluso lo ofrecían a sus dioses como un precioso sacrificio.

Los antiguos griegos creían que era la clave para una vida más larga, mientras que los ayurvédicos creían que era la medicina para todos los males y una cucharadita de miel todos los días mantenía alejado al médico.

De hecho, la miel era tan preciosa que se la consideraba un privilegio de los ricos, lo cual es ridículo porque la miel es natural y fácil de encontrar. Todos deberían usarlo.

Dada su historia y sus beneficios comprobados, la miel no es una moda pasajera. Este condimento versátil y saludable ha estado y estará aquí durante mucho tiempo.

Por supuesto, muchos de sus beneficios fueron exagerados, pero eso no quita el hecho de que proporciona algunas ventajas increíbles para la salud, la belleza y la cocina. ¿Probablemente ya los hayas aprovechado y simplemente no te diste cuenta? ¿No? Bueno, cuando tienes un resfriado, ¿cuál es tu bebida preferida?

Revisa las etiquetas de la crema hidratante que usas, tu champú, jabón de baño, aceite para el cabello y la barra de bocadillos que estás comiendo ... Apuesto a que encontrarás que en algún lugar hay una gota de miel.

Los fabricantes de renombre conocen los beneficios que aporta la miel y la han estado utilizando para hacer productos más dulces o más efectivos. Sin embargo, las cantidades de miel que agregan a los productos que venden son tan pequeñas que probablemente no estés obteniendo todos los beneficios de la miel.

Agregar un poco más de miel a tu estilo de vida podría marcar la diferencia entre curarte rápidamente y tener que vivir con dolor, buena comida y comida mediocre, así como con problemas de piel y un cutis asombroso.

¿Te gustaría saber cómo usar la miel para aliviar los dolores, aumentar tus niveles de energía, perder peso, cocinar alimentos más saludables y deliciosos, mantener a raya el envejecimiento, mejorar la salud de tu cabello y piel y reducir las alergias, además de aprender datos curiosos en el camino? Entonces estás leyendo el libro correcto.

Este libro breve y directo al grano, expone claramente los datos de salud, los beneficios y los trucos que hacen de la miel uno de los condimentos más beneficiosos que tienes en tu despensa. Si ya has estado usando miel, encontrarás muchos más usos de los que has estado usando, pero también descubrirás datos interesantes sobre este preciado insumo.

En estas páginas, descubrirás las razones por las que la miel es una adición necesaria a tu estilo de vida diario, formas específicas en las que puedes usar la miel para aliviar el dolor de garganta, dormir mejor, perder peso, mejorar tu digestión, calmar el dolor de garganta, aliviar el dolor y estimular tus niveles de energía.

También, sabrás cómo utilizar la miel para cocinar alimentos mejores y más saludables, formas rápidas de aumentar la eficacia de los productos para la piel y el cabello utilizando miel, y recetas sencillas que combinan la miel con otros ingredientes para obtener más beneficios para la salud y la belleza.

Aprenderás a asegurarte de que estás consumiendo el tipo correcto de miel, en qué cantidades y cómo almacenar tu miel. Encuentra todo lo que necesitarás saber sobre la miel y por qué deberías comenzar a usarla hoy en una sola lectura.

Algunos datos sobre la miel

LA MIEL ES TAN antigua como la historia escrita, pues su existencia se remonta al 2100 a. C., donde se menciona en los escritos cuneiformes sumerios y babilónicos, en el código hitita y los escritos sagrados de la India y Egipto.

Su nombre en inglés proviene de la palabra *hunig*, y la palabra en español proviene del latín *mel, melis*, que se derivó, a su vez, del vocablo griego *meli* y éste, de la raíz indoeuropea *melit-* (todos ellos de idéntico significado).

Incluso, los griegos llamaban *melissa* a las abejas productoras de miel, y a partir de ese término, se formó el nombre propio.

· · ·

Este dulce fluido se valoraba mucho y a menudo se usaba como moneda, tributo u ofrenda; fue el primer y más extendido edulcorante utilizado por el hombre.

En el siglo XI d.C., los campesinos alemanes pagaban a sus señores feudales con miel y cera de abejas.

La miel, por supuesto, es producida por abejas (del género *Apis*). Estos insectos se alimentan durante todo el día, visitan las flores y recolectan néctar (líquido azucarado que producen las flores para atraer a los polinizadores).

Luego regresan a sus colmenas y depositan este néctar en panales cerosos, donde sus compañeros de colmena abanican el líquido con sus alas para evaporar el exceso de agua.

Este proceso condensa el azúcar y transforma el néctar en miel, que luego se almacena para futuros períodos de hambruna cuando el néctar fresco puede ser escaso. Así, la dinámica de "forraje y almacenamiento" comenzó con las primeras abejas que la evolución nos regaló y no fue perturbado durante casi 14 millones de años.

· · ·

Sin embargo, hace unos 10.000 años, los seres humanos descubrieron que las abejas producen mucha más miel de la necesaria para mantener una colmena y que la miel se puede cosechar de forma segura de las colmenas cuando éstas son cuidadas de manera adecuada. Fue a partir de este descubrimiento que nacieron los primeros apicultores.

El primer registro de cría de abejas organizada en la historia (también conocida como apicultura), se remonta al antiguo Egipto, alrededor del 3500 a. C. Allí, la miel era comúnmente utilizada por todas las clases de personas, lo que sugiere que los egipcios dominaban la apicultura a gran escala. De hecho, los registros indican que los egipcios construyeron sistemas elaborados para la producción de miel, incluidas balsas especializadas para mover colmenas a lo largo del río Nilo y así mantener la proximidad de estos insectos a las plantas con flores estacionales.

No sorprende entonces que los egipcios encontraran una gran cantidad de aplicaciones prácticas para la miel. Los ciudadanos usaban el líquido como edulcorante en los alimentos, mientras que los médicos aprovechaban las propiedades antibióticas naturales de la miel para producir ungüentos para curar heridas. Incluso los momificados se beneficiaron del uso experto de la miel en Egipto, ya que muchos de sus sarcófagos fueron sellados con cera recolectada de colmenas productoras de miel, y los tarros de miel llenos se entregaban típicamente a los muertos como alimento para la otra vida.

Lo creas o no, ¡algunas momias incluso fueron embalsamadas en el líquido dorado para mejorar la preservación del cuerpo! En general, la miel era un recurso valioso en el antiguo Egipto. Sirvió para una gran cantidad de propósitos diversos y, a través de esto, fue una parte esencial de la vida cotidiana.

Sin embargo, aunque los antiguos egipcios fueron los primeros en dominar la producción de miel a gran escala, no fueron los primeros en capitalizar el arduo trabajo de las abejas. Este título es para los antiguos españoles, que saqueaban colmenas casi 5.000 años antes de que los egipcios untaran a sus momias con miel.

A principios de la década de 1920, se descubrieron pinturas rupestres en las Cuevas de la Araña de Valencia, España, que representan claramente una figura humana recolectando miel directamente de una colmena.

· · ·

Esta figura, ahora llamada el "Hombre de Bicorp" (Bicorp siendo un municipio en España), parece estar trepando enredaderas y luchando contra abejas enojadas para recolectar lo que podría ser el primer acercamiento a la miel de nuestra especie (algo que sin duda valió la pena).

Puede que esto no haya sido la apicultura en la escala de los egipcios, pero fue sin duda un punto monumental en la historia de la apicultura. La historia de los seres humanos y la miel es absolutamente fascinante, y es que hay mucho más en la historia de la miel que los orígenes de la apicultura. Por ejemplo, ¿sabías que tras su muerte en 323 a. C., Alejandro el Grande fue transportado más de 1.800 millas, desde Babilonia a Macedonia, sumergido en una tina de miel?

¿O que, en 400 a. C., cuando los soldados griegos intentaron usurpar el trono persa, los generales persas derrotaron a los griegos alimentando a las abejas locales con flores de rododendro tóxicas, que a su vez envenenaron el suministro de miel del ejército griego? La historia de la miel es rica y te animo a que la explores más tú mismo/a.

· · ·

Desde la década de 1990, las herramientas de análisis químico nos han permitido determinar la naturaleza de las sustancias encontradas en las vasijas arqueológicas. La química y arqueóloga de la Universidad de Niza Sophia Antipolis, Martine Regert, explica que, entre los productos relacionados con las colmenas de abejas, el que se encuentra con mayor frecuencia en los contenedores viejos es la cera, que tiene una firma química reconocible y estable a lo largo del tiempo.

Los restos de cera de abejas más antiguos encontrados por los investigadores provienen de Anatolia y se remontan al 7000 a. C., durante el Neolítico, un periodo en el que los humanos se establecieron y practicaron la agricultura.

Se supone que los humanos comenzaron a recolectar miel de colmenas silvestres: troncos ahuecados en los que se depositaban enjambres. Las pinturas rupestres encontradas en España y que datan del Neolítico, muestran de hecho personajes sacando miel de las paredes rocosas.

Como se mencionó, en las paredes de las Cuevas de la Araña cerca de Valencia, un hombre colgado de lianas lleva una canasta para recoger su cosecha, su mano se sumerge en el tronco de un árbol en busca de panales.

En cuanto a las primeras representaciones de abejas domesticadas, éstas datan del Alto Imperio Egipcio, 2400 años antes de nuestra era.

Históricamente, las abejas han fascinado a la gente. En muchas civilizaciones y creencias, la miel tuvo un lugar privilegiado. En particular, era inseparable de los ritos y costumbres que acompañaban el nacimiento y la muerte.

Un ejemplo son los sumerios y babilonios, que usaban miel en ceremonias religiosas. Los egipcios lo usaban mezclado con propóleos para embalsamar a sus muertos y evitar que se pudrieran; el maquillaje de miel se usaba para embellecer la estatua de un dios o de un difunto dándole color o brillo. También lo usaban para curar heridas y sanar los ojos. Para ellos, la miel provenía de las lágrimas del dios Ra y formaba parte de todas las ofrendas religiosas del Egipto faraónico.

En el alfabeto jeroglífico, la abeja simboliza la realeza.

. . .

Ciertamente existía un monopolio de la miel en beneficio de sacerdotes y reyes, para quienes constituía, en conjunto con la cera, una parte de los ingresos monetarios de la época.

Por otra parte, las tabletas de cera se han utilizado como medios de escritura borrables y reutilizables desde la antigüedad y hasta mediados del siglo XIX. La tablilla más antigua conocida procede de un barco micénico y data del siglo XIV a. C.

Los filósofos griegos Demócrito y Pitágoras afirmaron que su excepcional longevidad se debía al consumo regular de miel. Hipócrates (460-377 a.C.), padre espiritual de la medicina, aconsejaba la miel para prolongar la existencia en todo su vigor. Hizo de la miel un fortalecedor de la vista y los órganos sexuales, un remedio para los dolores de oído y una curación eficaz de heridas de todo tipo.

Entre los griegos, la miel también representaba elocuencia. Compararon los talentos de los grandes oradores con la miel producida por las abejas, y esta misma comparación la encontramos en la tradición cristiana (San Ambrosio, patrón de los apicultores fue reconocido por su talento como orador), así como entre los hebreos (en hebreo, el nombre que se le da a la abeja significa palabra).

. . .

Por su parte, en el Corán, la descripción del paraíso menciona la presencia de ríos de miel, y se habla en términos sagrados de las abejas y su miel: *"la miel es el primer beneficio que Dios le ha dado a la Tierra"*.

Volviendo a los griegos, bajo su mitología, el dios Zeus fue llamado el "hombre abeja" en referencia a su infancia, durante la cual fue alimentado con leche y miel de cabra.

Además, la diosa Hera representó a la juventud y ofreció miel a los dioses para que evitaran el envejecimiento. También se decía que, durante las ceremonias fúnebres, el difunto debía llevarse pasteles de miel para ofrecérselos a Plutón, dios del inframundo, y así le fueran brindados salud y bienestar en el más allá.

En la antigua Roma, la miel era la base de la cocina y tenía un carácter sagrado. Plinio habla extensamente de ello en su Historia natural, y el poeta Virgilio dedica el cuarto libro de las Georgias a la apicultura. El vocabulario usado por los antiguos para describir la miel denota la importancia que se le daba: hablamos de cosecha.

. . .

Como los griegos, los romanos practicaban ofrecer miel a los dioses. Entre las ofrendas hechas a sus muertos, los romanos colocaban un tarro de miel dentro de la tumba del difunto para protegerlo en la otra vida.

Más adelante, durante la Edad Media, la apicultura estaba sujeta al derecho de abeja: un derecho feudal que autorizaba a reyes, señores y abadías a tomar cierta cantidad de enjambres, colmenas, cera y/o miel en los colmenares de sus vasallos.

A partir del siglo XII, en las cartas latinas y francesas, encontramos la mención de guardias encargados de la vigilancia de las abejas silvestres y la recolección de miel y ceras que estos mismos enjambres producían. Aunado a esto, su función más importante era recuperar los enjambres silvestres que probablemente volverían a colonizar las colmenas de los troncos de la región.

La cría de "moscas de la miel" se desarrolló particularmente en los monasterios o en los bosques en donde se encontraban comunidades campesinas. La miel y la cera eran recursos valiosos: la cera se usaba para hacer velas litúrgicas y la miel era el único edulcorante conocido.

· · ·

En 1586, Luis Méndez de Torres escribió el primer libro sobre apicultura en castellano en el que aseguraba que el rey de las abejas era en realidad una reina. En 1597, Theodorum Clutium de Leiden confirmó a su vez que el rey era un *bienconinc*, una reina.

En ese momento, las técnicas para recolectar miel eran principalmente tres: sofocar a la colonia con una mecha de azufre, que tenía el efecto de matar a todas las abejas; trasladar de una colmena a otra; retirar las tortas de cera, sin ni siquiera preocuparse por el contenido de las tortas.

Fue en 1730 cuando la apicultura experimentó un nuevo auge, con la invención de la caminata, que permitió cosechar la miel sin destruir la colonia. Esta innovación conduciría al surgimiento de la apicultura en su forma moderna.

La miel fue la primera y más confiable fuente de edulcorante para el hombre. Como hemos visto, la referencia escrita más antigua a la miel se remonta a los egipcios en el 5500 a. C., y las referencias a la miel abundan en la antigüedad. Pero las abejas son mucho más antiguas que el registro histórico del hombre, escrito o no.

. . .

El *Homo sapiens* evolucionó hace 50.000 años, pero las abejas estaban produciendo miel quizás 40 millones de años antes. Las abejas como grupo parecen tener su centro de origen en el sudeste asiático; desde hace unos 30 millones de años, parecen haber desarrollado un comportamiento social y estructuralmente son prácticamente idénticas a las abejas modernas.

La abeja *Apis mellifera*, conocida como abeja occidental, es la especie mayormente domesticada en la actualidad. Sus individuos probablemente se originaron en África tropical y desde allí se extendieron al norte de Europa y al este de Asia.

Los nativos americanos no conocían la miel. En 1622, los primeros colonos europeos trajeron la subespecie *Apis mellifera mellifera* a América, y en realidad, muchos de los cultivos que dependen de las abejas para la polinización también se han importado desde la época colonial.

Los enjambres que escaparon (abejas silvestres) se extendieron rápidamente hasta las Grandes Llanuras, por lo general precediendo a los colonos. Las abejas no cruzaron las Montañas Rocosas; sino que fueron transportadas por barco a California a principios de la década de 1850.

· · ·

Hoy en día, las abejas son omnipresentes: la miel se produce en todos los estados de los EE.UU. y en la mayoría de los países del mundo. California, Dakota del Norte, Florida, Dakota del Sur, Montana y Minnesota representan el 63% de la producción estadounidense.

Hasta que el azúcar de caña, que se originó en el sudeste asiático, se volvió un producto comercial y fácilmente asequible a mediados del siglo XIX, la miel era el principal agente edulcorante para los occidentales. Se utilizaba para endulzar té, pasteles y caramelos, y de hecho es una alternativa mucho más saludable a los endulzantes procesados.

A diferencia del azúcar de caña, que tiene el mismo sabor dondequiera que es cultivada, el color y el sabor de la miel son muy específicos del néctar de la flor de la que se extrae y de la región donde crece la flor. La miel de eucalipto de California, por ejemplo, puede tener un sabor y un aspecto diferentes a la miel de eucalipto australiana.

Hay aproximadamente 300 variedades diferentes de miel tan solo en los EE. UU., generalmente nombradas así por la planta (árbol, arbusto o flor) de la que se originan. Algunas de las mieles más disponibles en Estados Unidos son el trébol, el azahar y la salvia. Las mieles regionales más raras son el trigo sarraceno, el brezo, la frambuesa, la menta verde y el tomillo.

Grecia es famosa por la miel de tomillo silvestre, y Francia por la miel de lavanda y acacia. En Australia, la miel más común proviene de las diferentes especies de eucaliptos. La miel de madera de cuero de Tasmania se considera un manjar entre los conocedores de la miel por su sabor único, complejo y robusto.

La miel debe verse como un condimento tan versátil como la mostaza: puede variar tu elección de miel en función de cómo desees darle sabor a tu plato. Por ejemplo, la miel de arándano, de Maine y otras partes del noreste y Michigan, tiene un tono ambarino, rico y denso con un sabor afrutado moderado y un regusto delicado de arándano. Por su parte, la miel de salvia blanca, de los arbustos de salvia de California, es de color amarillo translúcido con un sabor a trébol y un regusto floral elegante.

La miel de palmito salvaje, del árbol de palmito salvaje de Florida, es de color ámbar medio y tiene un sabor con cuerpo con matices cítricos, herbales y amaderados; la salvia se parece mucho a la miel de palmito: suave, dulce y flexible. La miel de trigo sarraceno, del norte del estado de Nueva York, es de color marrón oscuro con un fuerte sabor a malta y trigo sarraceno. El trigo sarraceno es sabroso en tostadas, pues su sabor fuerte y picante lo hace perfecto para adobos.

También hay otros tipos de perfil de sabor encontrados en las múltiples variedades de miel, por ejemplo, la miel de acacia es muy dulce con un sabor a miel limpio, puro y clásico; mientras que la de alfalfa es una miel ligera con una agradable nota picante suave y aroma floral.

La miel de mora es profunda y rica sin dejar de ser afrutada, la miel de arándano tiene un ligero aroma y sabor afrutado, y la de trébol es una miel clásica que es ligera, dulce y floral. Por otra parte, la miel de café tiende a ser bastante oscura, con un sabor rico y profundo que coincide con su color.

La miel de eucalipto tiene solo un toque de sabor a mentol, lo que la hace perfecta para mezclar con el té, contraria a la miel de adelfilla que tiene un sabor marcadamente complejo y una textura ligeramente mantecosa.

Al igual que la miel de trigo sarraceno, puede resistir carnes, adobos, glaseados y asados.

El brezo es picante y casi amargo, en el buen sentido. Va muy bien con cosas ahumadas o con productos horneados saludables.

Y de manera contraria, la miel de tilo es bastante delicada y tiene un aroma fresco y amaderado que combina perfectamente con el té, parecido a la miel de nuez de macadamia, que tiene un distintivo sabor dulce y a nuez con un encantador aroma floral.

El azahar está ampliamente disponible, pero cuidado: gran parte de la miel de azahar en el mercado tiene sabor artificial. La verdadera miel de azahar es suave y tiene un aroma cítrico con un aroma floral, pero no debe oler a perfume cuando abres el contenedor.

La miel de oxydendrum es similar al caramelo y mantecosa y deliciosa para disfrutar en tostadas, galletas, muffins y cualquier otro alimento que se te ocurra; y en la misma línea, la miel de tupelo es de alguna manera más dulce que otros tipos de miel, pero con un delicioso sabor suave y equilibrado.

Finalmente, la miel de flores silvestres es ligera y afrutada, pero rica en sabor al mismo tiempo. Las flores silvestres específicas de las que las abejas obtuvieron el néctar para hacer esta miel harán que el sabor sea más delicado o intenso. Si tienes la oportunidad, busca obtener una prueba primero, y es una buena idea si tienes en mente un cierto perfil de sabor.

¿La miel es solo miel, dices? Bueno, sí y no. Si la estás mezclando en un té caliente con mucho sabor, la mayor parte de la diferencia de sabor entre los tipos de miel se perderá, es cierto. Sin embargo, las abejas que se alimentan de plantas específicas producen miel con perfiles de sabor verdaderamente únicos.

Para saborear la diferencia, busca probar diferentes tipos de miel untados uno al lado del otro sobre una tostada o una galleta. O haz lo que hacen los catadores profesionales y prueba algunos por sí solos sacados del frasco. Por lo general, puedes encontrar variedades específicas de miel en mercados de agricultores, puestos agrícolas y tiendas especializadas.

. . .

Para experimentar realmente estos diferentes sabores, deberás buscar miel cruda o sin pasteurizar. Una vez calentada mediante pasteurización, muchas de las diferencias de sabor entre los tipos de miel se pierden y el producto se vuelve simplemente dulce. La mayoría de las compras de miel a través de apicultores y mercados de agricultores son en su versión cruda, y también puedes encontrar miel cruda en tiendas especializadas y tiendas naturistas.

2

El arte de la apicultura

Es posible que escuches el término que se usa todo el tiempo, pero ¿qué es la apicultura y qué implica? Empecemos desde lo básico. La apicultura, o cría de abejas como también se le conoce, es la actividad humana de mantener abejas melíferas.

Un apicultor o apicultora, es alguien que mantiene abejas melíferas con el fin de recolectar su miel y otros productos que son producidos por la colmena como el propóleo, la cera y la jalea real, o para polinizar cultivos, o producir abejas para la venta a otros apicultores. La apicultura se puede realizar con abejas con o sin aguijón.

. . .

Sobre las abejas melíferas, éstas son insectos que viven en colonias dirigidas por una abeja reina.

En ocasiones, estos insectos pueden ser muy peligrosos, especialmente cuando son provocados, ya que pueden causar fuertes daños mediante su picadura. Por eso es muy importante tomar las precauciones adecuadas al tratar con ellos.

Las abejas producen su propio alimento, que nosotros conocemos como miel, del que suelen alimentarse en épocas de tiempos inclementes que no les favorecen para salir de la colmena. Esta miel es un bien muy preciado amado por muchas personas en todo el mundo debido a su gran sabor y también a sus propiedades medicinales.

A principios de la década de 1990, se introdujo a Estados Unidos una nueva subespecie de abejas melíferas. Tenía como objetivo mejorar la resiliencia de las especies de abejas en los EE. UU. en ese momento: las abejas melíferas africanizadas.

Esta especie ha tenido sus efectos positivos en el panorama apícola, desafortunadamente, también han causado diversos problemas. Las abejas melíferas de este tipo están etiquetadas como 'abejas asesinas' debido a su temible reputación, pues son abejas defensivas con tendencia a fugarse: la fuga se refiere a dejar colmenas para establecer nuevas colmenas en otros lugares.

Las abejas africanizadas tienden a picar animales en mayor número que otros tipos de abejas melíferas, también se enojan con menos provocación. Ayudan mucho en el control de plagas, parásitos y enfermedades dentro de la colonia, sin embargo, este comportamiento es mal visto por los apicultores porque dificulta el mantenimiento de las abejas africanizadas.

Si bien todas las abejas melíferas tienen aguijones y pueden usarlos para defender la colmena, la tendencia de las abejas melíferas africanizadas a responder ante la mínima provocación fácilmente hace que sea una tarea difícil trabajar con ellas. Contrario a sus compañeras, las abejas melíferas europeas no se apresuran a picar.

También forman grupos más pequeños compuestos por menos abejas que las abejas africanizadas cuando identifican una amenaza para la colmena.

A este problema se suma el que los apicultores no quieren usar trajes protectores de cuerpo entero solo para trabajar con abejas melíferas, pues en climas cálidos, un traje de apicultura de cuerpo entero puede volverse muy incómodo rápidamente.

Hoy en día, las colonias de abejas africanizadas constituyen una gran proporción de la población de abejas melíferas salvajes en los EE. UU. pues no son mantenidas por muchos apicultores. Incluso, la mayoría de los apicultores evitan activamente tener abejas en áreas donde puedan encontrar abejas africanizadas, y llegan a matar a las colonias de abejas melíferas africanizadas que encuentran cerca de ellos.

Los métodos de control dirigidos contra las abejas melíferas africanizadas no son efectivos a gran escala o son muy difíciles de implementar. Esto se debe a que la mayor parte de los productos que pueden matar a las abejas melíferas africanizadas también puede matar a las abejas melíferas europeas y esto tiene un gran impacto en sus poblaciones.

A pesar de la atención negativa que han recibido, las abejas melíferas africanizadas no son asesinas. En los Estados Unidos, muy pocas personas mueren picadas por abejas. En promedio, una persona o un animal pueden sobrevivir hasta 15 picaduras por libra de su peso corporal. Sus posibilidades de supervivencia aumentan si reciben atención médica ante las picaduras de abejas.

De igual manera, las picaduras masivas de las abejas melíferas son raras. Las personas alérgicas al veneno de abeja pueden sufrir graves consecuencias para la salud por una sola picadura de abeja, pero para una persona así, no importa si la picadura es de una abeja africana o de una abeja europea. El veneno de las abejas melíferas es idéntico y tiene el mismo efecto.

Las perturbaciones a las abejas y las colmenas son la principal razón por la que las abejas recurren al piquete. Se molestan por las vibraciones que emanan de maquinaria de todos los tamaños. Una cortadora de césped tiene el mismo efecto que una excavadora al provocar a las abejas melíferas, y éstas a menudo buscan la fuente de la perturbación y se defienden mediante su piquete.

Es por esto que se aconseja a las personas que viven en áreas con abejas africanizadas que tomen precauciones para evitar incidentes de picadura. También se deben tomar medidas preventivas si se trata de personas alérgicas a las picaduras de abejas, lo que significa realizar inspecciones de propiedad en busca de colonias de colmenas antes de operar cualquier tipo de maquinaria.

Las grietas en los edificios y las aberturas que podrían ser atractivas para las abejas melíferas es recomendable que sean selladas. Estas medidas son efectivas tanto contra las abejas melíferas africanizadas como contra las abejas melíferas europeas más temperamentales.

Ahora, adentrándonos a la apicultura, ésta es un tipo de producción agrícola. Cuando se utilizan abejas sin aguijón en la apicultura, el nombre de apicultura orientado a la agricultura cambia según la especie de abeja utilizada. La palabra apicultura se refiere al uso de las abejas del género *Apis*.

Las especies de abejas melíferas más comúnmente mantenidas son *Apis Mellifera* y *Apis Cerana*. Debido a la complejidad de los nombres biológicos y la dificultad para recordar algunos de los nombres, generalmente es correcto llamar a cualquier forma de apicultura "apicultura" cuando se habla y se escribe sobre el criar abejas. El arte, la ciencia y la práctica de la apicultura abarcan la vida de las abejas melíferas y su supervivencia en estructuras creadas por el hombre de una manera bastante amplia.

Teniendo en cuenta que la apicultura es una forma de agricultura, se enseña en muchos cursos agrícolas. La profundidad de lo que se enseña sobre apicultura en cada curso varía.

Hay cursos básicos y detallados que enseñan sobre apicultura, además, abundan los libros sobre apicultura. Se están escribiendo y publicando libros hasta la fecha, así que no tienes excusa para no aprender sobre apicultura.

Al aprender sobre la apicultura como práctica agrícola, aspectos importantes a tener en cuenta son la vida de las abejas melíferas, la organización de la colonia y los diferentes tipos de abejas en una colonia, las estructuras para albergar las abejas y las medidas de seguridad a tomar.

Para mejorar las colonias de abejas melíferas, los apicultores con experiencia y conocimientos avanzados sobre la apicultura llevan a cabo la cría. La selección del stock genético y su uso posterior para mejorar los rasgos genéticos específicos de las colonias de abejas melíferas proporciona colonias con mejor capacidad de alimentación, alta capacidad de producción de productos de

colmena, temperamento tranquilo, resistencia a enfermedades y resistencia a plagas o parásitos.

Los últimos tres rasgos son especialmente importantes
porque las enfermedades, plagas y parásitos de las abejas
melíferas pueden causar mucho daño a la colonia y elevar
mucho los costos para mantener la apicultura.

El comportamiento de aseo minucioso y frecuente en las
abejas melíferas es el rasgo más buscado como un medio
para lograr la resistencia a plagas y parásitos.

La apicultura es una práctica antigua que cuenta con
representaciones que se identifican en arte y artefactos de
hace 10.000 años. Los primeros apicultores de esa época
usaban vasijas de cerámica para albergar colonias de
abejas melíferas, y así fue que pasaron a hacer colmenas
simples y utilizar ahumadores en la apicultura. Posteriormente, se produjo el almacenamiento de la miel en tarros.

En el siglo XVIII, los europeos se interesaron mucho por
la apicultura. Estudiaron el ciclo de vida y la biología de
las abejas melíferas con la intención de comprender la
organización de las colonias de este tipo de abejas. Una

mejor comprensión condujo al descubrimiento y explotación del "espacio de las abejas", dando lugar a los marcos móviles en las colmenas y las colmenas artificiales comúnmente utilizadas en la apicultura hasta la fecha.

A lo largo de la historia, la apicultura se ha practicado utilizando pinchos, vasijas de cerámica, colmenas de troncos, colmenas de barra superior, colmenas tipo Warré y colmenas tipo Langstroth.

De estas, las colmenas Warré, Langstroth y de barra o columna superior son las más populares hasta la fecha. Echaremos un vistazo rápido a éstas más adelante.

En los últimos años, se ha realizado una modificación de la colmena Langstroth y se comercializa como colmena de flujo. Las colmenas de flujo utilizan tecnologías patentadas que permiten la recolección de miel sin tener un contacto directo en el proceso de cosecha, ideal para el trabajo dentro de las ciudades. Los marcos están hechos especialmente para la colmena de flujo.

Con las colmenas de flujo, hay pocas posibilidades de cosechar algunos de los otros productos de la colmena disponibles para otros apicultores. En particular, si usas una configuración de colmena puramente de flujo, verás que tiene muy poca cera de abejas para cosechar al final de cada año de apicultura. Por otro lado, las colmenas de flujo te dan una miel muy limpia con poca o ninguna impureza, y le ahorran mucho tiempo al apicultor.

También se evitan los costes de compra de un extractor de miel.

Hasta hace poco, los apicultores utilizaban el humo para evitar que las abejas picaran al apicultor en las visitas a las colmenas. Antes del surgimiento del velo en la cosecha, la apicultura era una práctica bastante libre con visitas a las colmenas destinadas principalmente a averiguar si las abejas tenían miel almacenada, cuánto era y cosecharla.

La apicultura moderna requiere un control y una gestión más frecuentes de la colonia de abejas melíferas y de la colmena en la que se encuentra la colonia.

La apicultura se ha beneficiado mucho de varias personas desde que se inició el estudio de las abejas y la producción. Los principales contribuyentes a la apicultura que vale la pena mencionar son aquellos que nos han brindado información sobre la colmena, la biología de las abejas e información sobre la organización de las colonias de abejas melíferas.

Por ejemplo, el reverendo luterano Lorenzo Langstroth fue uno de los contribuyentes a la apicultura moderna del que no es posible olvidarse. Descubrió el "espacio de las abejas" y lo utilizó en una colmena que inventó.

Hoy en día, la colmena Langstroth es la más utilizada en el mundo, es una colmena expandible verticalmente que se puede utilizar para la producción y cosecha de cualquier producto de la colmena de interés para el apicultor.

Las colmenas Langstroth son ideales para todas las regiones climáticas y son fáciles de usar, también facilitan la inspección de la colmena. Lorenzo Lorraine Langstroth publicó un libro, *"La colmena y la abeja"*, que sigue siendo relevante hasta la fecha.

El Dr. Cecil Miller, por su parte, fue un emprendedor apícola. En un momento de su vida, se ganaba la vida únicamente mediante la apicultura. El libro de Miller llamado *"Cincuenta años entre las abejas"* es un texto de apicultura muy leído y utilizado, pues en él describió sus experiencias y observaciones en la apicultura. La influencia del trabajo de Miller en la apicultura y su manejo persiste hasta la fecha.

La colmena de barra superior que se usa popularmente en la apicultura moderna debe algunas de sus características a la investigación realizada por investigadores de la apicultura ubicados en Kenia.

En una investigación financiada por una universidad canadiense, el investigador keniano G. Ntenga contribuyó a los avances en la colmena de la barra superior. La colmena de la barra superior posterior se conoce popularmente como la colmena de la barra superior de Kenia. Supera a otras colmenas de la barra superior en más de un aspecto de rendimiento y gestión.

Francois Huber estudió a las abejas melíferas y documentó su comportamiento. El descubrimiento más significativo que hizo Huber fue que la abeja reina de una colonia de abejas melíferas se aparea fuera de la colmena, en lo alto del aire, con más de una abeja zángano. Huber fue afectado por la ceguera a una temprana edad, pero siguió adelante con el estudio de las abejas melíferas a pesar de su condición de ceguera, al tener un asistente.

Moisés Quinby fue el inventor del fumador o ahumador de abejas. El dispositivo es un importante equipo de seguridad para muchos apicultores de todo el mundo y solo en épocas recientes el fumador de abejas ha visto competencia en su trabajo desde otros dispositivos.

Por otro lado, Raíz de Amos escribió un libro sobre apicultura y fue pionero en la distribución de colonias de abejas melíferas como 'abejas empaquetadas' en los EE. UU. Walter Kelley por su parte fue un pionero de la apicultura estadounidense del siglo XX que ha mejorado la ropa y el equipo de apicultura. Las contribuciones de Kelley llevaron al mayor auge de la apicultura desde la Segunda Guerra Mundial.

El inventor italiano del extractor centrífugo de miel se llamó Franz Hruschka. La invención de Franz permitió la extracción de miel de los marcos de las colmenas sin dañar el panal, y el resultado fue que el panal se devolvió a la colmena una vez que se extrajo la miel. Esto les ahorra a las abejas una gran cantidad de tiempo, materiales y trabajo que de otro modo se habrían gastado en la construcción de un panal nuevo.

Finalmente, Reamur Antoine Ferchault diseccionó a la abeja melífera y la estudió bajo un microscopio. El resultado fue el incremento en el porcentaje de información sobre lo que sabemos hoy en cuanto a la biología de las abejas melíferas.

Con el tiempo, la apicultura ha evolucionado. La forma en que se realiza la apicultura hoy en día difiere en muchos aspectos de la forma en que se realizaba la apicultura en sus etapas iniciales.

La apicultura en los tiempos modernos se practica en gran medida utilizando colmenas, y algunas de éstas imitan los huecos de los árboles o las primeras colmenas de troncos que usaban los primeros apicultores.

En años anteriores, y durante un periodo muy largo, la apicultura era realizada por agricultores con grandes extensiones de tierra o que llegaban a colocar colmenas en los bosques. Esto se debe a que es necesario evitar que las abejas interactúen con los humanos y otros animales, pues a veces, las abejas se ponen muy a la defensiva de su colmena y pican a cualquier animal o humano con el que se encuentren, a cierta distancia de la colmena.

Los avances en la comprensión de la abeja melífera y su temperamento han permitido que la abeja se mantenga más cerca de los hogares a lo largo de los años. Además, la cría selectiva y otras prácticas de gestión en la apicultura han ayudado a los apicultores a crear colonias de abejas melíferas bastante tranquilas que no es probable que sigan picando con poca provocación. Estos avances han hecho que sea muy fácil mantener abejas en entornos rurales.

Los avances adicionales en la comprensión de la agresión en las abejas han hecho posible la práctica de la apicultura urbana. Si se toman las medidas adecuadas y la seguridad es una de las principales prioridades del apicultor, muchas personas pueden criar abejas en zonas urbanas.

La apicultura hoy en día se realiza principalmente mediante colmenas. Como mencionamos, estas colmenas han recorrido un largo camino a lo largo del tiempo y han evolucionado hasta convertirse en lo que son hoy.

. . .

Las colmenas modernas también emplean conceptos que facilitan la producción y permiten enfocar algunos productos de la colmena sobre otros. Este progreso en la estructura utilizada para albergar a las abejas melíferas es bueno y permite la continuidad de la colonia de abejas incluso después de que se cosechan los productos de la colmena.

Las colmenas anteriores, tan recientes como la colmena de troncos, dificultaron la supervivencia continua de la colonia de abejas porque la recolección de miel arruinaría gran parte del panal de cría que generalmente se encuentra cerca de la entrada de la colmena.

Hoy en día, las principales colmenas utilizadas en la apicultura son la colmena Langstroth, la colmena de barra superior, la colmena Warré, la colmena estándar británica. Otras que pueden no ser tan populares pero que aún tienen un uso decente son la colmena Layens y la colmena Dadant. La idoneidad de estas colmenas varía según las preferencias de los apicultores individuales y si la colmena tiene una orientación vertical u horizontal.

Es necesario que se tomen en cuenta diversos factores para practicar la apicultura. Por ejemplo, cuando alguien haya decidido criar abejas, tendrá que pensar dónde las mantendrá. El lugar donde se mantienen las abejas se llama colmenar o patio de abejas, y deberá consultar con su autoridad local y conocer sus regulaciones con respecto a la apicultura, que varían de un estado a otro y de un país a otro.

Si alguien planea tener las abejas en su jardín, será mejor que consulte con los miembros de su familia y sus vecinos, además de hacer acuerdos con ellos, para evitar posibles peleas. Lo siguiente que tendrá que hacer es elegir el tipo correcto de colmena en la que mantener a sus abejas.

Colmena Langstroth

Nombrada bajo su diseñador, el reverendo L.L. Langstroth, este tipo de colmena tiene una historia que se extiende por más de un siglo y medio. Su estructura suele ser la preferida por los aficionados y los apicultores comerciales y es muy común en América del Norte y Nueva Zelanda.

Sus ventajas incluyen un mantenimiento sencillo, un diseño simplificado con suficiente espacio disponible entre las cámaras de cría y las alzas, marcos que se pueden quitar fácilmente, lo que permite una fácil inspección y división de las abejas; las colmenas también se pueden reutilizar. La principal desventaja de esta colmena es que durante la inspección las abejas estos seres se molestan mucho más que los otros tipos de colmenas.

Colmena de barra superior

La colmena de barra superior generalmente se usa ampliamente debido a su facilidad de construcción y asequibilidad. Con una colmena de barra superior, las abejas no se molestan fácilmente durante la inspección y asegura una producción de miel de alta calidad por parte de las abejas.

Sin embargo, en comparación con los otros tipos de colmenas mencionados anteriormente, la colmena de barra superior permite que las abejas produzcan más cera y menos miel. Las abejas generalmente necesitan construir nuevos panales después de cada inspección, y su diseño abierto expone los panales a todas las condiciones climáticas que a veces pueden ser demasiado duras para las abejas.

. . .

Colmena Warré

La colmena Warré es muy fácil de manejar en comparación con las otras colmenas, y es ideal para personas que están ocupadas y no tienen suficiente tiempo para interactuar regularmente con las abejas.

Colmena Nacional Británica Estándar

La colmena nacional suele encontrarse con mucha frecuencia en el Reino Unido. Sus ventajas incluyen su asequibilidad y su facilidad de montaje; también es muy eficiente. Sin embargo, la mayoría de los apicultores que la han usado se han quejado de que su caja de cría es un poco más pequeña que el promedio.

Para abordar el problema, se puede utilizar una caja de cría diferente para operarla.

Por lo general, la mejor ubicación para colocar una colmena es un lugar soleado con un poco de sombra, con una fuente de agua cercana, como un estanque. La colmena debe colocarse de manera que mire hacia el sur y también debe tener una cerca en el norte que actúe como cortavientos. Un sitio cerca de un campo de flores es aún más ideal, ya que a las abejas les resultará fácil recolectar néctar y volver fácilmente a sus colmenas.

También sería aconsejable averiguar sobre posibles depredadores de abejas y determinar si dichos depredadores pueden acceder fácilmente a la colmena. Cualquiera que busque convertirse en apicultor no querrá invertir su valioso tiempo y finanzas haciendo todo el trabajo duro y luego eventualmente perder su colonia de abejas a causa de los depredadores.

Como se mencionó anteriormente, las personas deciden incursionar en el negocio de la apicultura con diversos fines, pero la miel suele ser la base principal de la apicultura.

Como sabes, las abejas se vuelven salvajes a la menor provocación y pueden desencadenar picaduras dañinas en los humanos, por lo que deben manejarse con mucho cuidado y precaución.

· · ·

Por lo tanto, un apicultor necesitará cierta protección cuando salga a manipular abejas durante la inspección de rutina de la colmena o durante la cosecha. Como apicultor es necesario haber comprado todo el equipo de protección necesario: el traje, los guantes, el sombrero y velo de apicultor, la chaqueta y las botas. Estas son las prendas protectoras que ayudarán a evitar que las abejas piquen mientras se interactúa con ellas.

Para recolectar miel, se necesitará el ahumador de abejas y el extractor de miel. El ahumador de abejas ayuda a calmar a las abejas haciéndolas menos agresivas al manipular cada uno de los marcos de la colmena. Una vez que se hayan recogido los panales ricos en miel, lo siguiente que se debe hacer es sacar la miel y la cera de los panales sin dañarlos. Aquí es donde el extractor de miel resulta útil.

El extractor de miel ayuda en la extracción de la miel de los panales de abejas sin dañar los panales ni la cera.

Los extractores de miel vienen en dos variantes principales: el extractor manual y el extractor eléctrico. Si hablamos de un apicultor principiante, éste puede comenzar con un simple extractor de miel manual, ya que es más asequible.

La seguridad es de suma importancia en la apicultura.

Otras personas y animales en el área general de una colmena o colmenar también corren el riesgo de ser picados por abejas melíferas. La seguridad adecuada también es necesaria para una apicultura pacífica e ininterrumpida, pues las abejas pueden picar al apicultor y causar problemas médicos.

Con otras personas y animales, se puede incurrir incluso en pérdidas o daños, lo que puede representar el inicio de acciones legales contra el apicultor. La gestión de la colmena, el colmenar y el espacio general es, por tanto, un aspecto importante de la apicultura.

Cuando es necesario convivir con otras personas o animales, la apicultura segura se logra mediante la manipulación del espacio apícola.

. . .

Las abejas melíferas exhiben un movimiento vertical en una proporción constante de ascenso vertical de 1:1 por distancia horizontal. Es por esto que la colocación de pantallas y barreras alrededor de las colmenas hace que las abejas vuelen y se alejen de las personas y animales que puedan estar cerca. Los setos son muy útiles para este propósito.

Además, la ubicación elegida para las colmenas es mejor cuando está lejos de las rutas utilizadas por personas y animales. La apicultura urbana es posible en los entornos urbanos densamente poblados colocando las colmenas en los tejados. Desde la azotea, las abejas no suelen volar para picar a las personas, pero buscan muy bien los recursos de la colmena.

La seguridad de los apicultores que trabajan con abejas y sus alrededores comienza con un traje de apicultor. En el pasado, la ropa pesada era la principal protección disponible para los apicultores. En la apicultura moderna, se prefiere el traje de apicultura.

Se han puesto a disposición de los apicultores variaciones del traje, que permiten una mayor ventilación, y algunas son minimalistas, como las chaquetas y los delantales de apicultura.

Una parte del traje de apicultura que se ha mantenido prácticamente sin cambios es el velo de apicultura, que confiere protección al rostro y al cuello del apicultor.

El humo es otra herramienta utilizada en la apicultura para mejorar la seguridad. Por lo general, se libera sobre las abejas mediante un equipo llamado ahumador o fumador. Éste quema parcialmente combustibles a base de madera para producir humo.

Debido a su reacción instintiva natural al humo, las abejas melíferas se atiborran de miel y tienen dificultad para picar, así, mientras las abejas se dedican a comer miel, el apicultor puede realizar las actividades que se proponga realizar en la colmena. Un segundo efecto del humo es bloquear las feromonas que se liberan cuando una abeja es aplastada o siente la necesidad de defenderse.

Un avance en la seguridad de la apicultura ha hecho que algunos apicultores adopten el uso de agua azucarada para que las abejas sean menos propensas a picarlos. La aplicación de agua azucarada en una fina niebla hace que las abejas comiencen a acicalarse a sí mismas y entre sí.

Mientras están así, comprometidas a otra actividad, el apicultor se ocupa de sus asuntos en la colmena.

También hay una serie de máquinas que se utilizan en la apicultura. La cantidad de máquinas que se utilizan varía según el tamaño de la operación apícola y la capacidad para comprar máquinas individuales. Algunas de estas máquinas pueden tener la característica de calentarse, tener cuchillas o causar lesiones de otras formas. Es importante que el apicultor lea los manuales de operación de cada máquina que utilice en la apicultura y tome las medidas necesarias para garantizar un funcionamiento seguro de la máquina en todo momento.

Las herramientas y otros equipos utilizados en la apicultura también son un punto en el que se debe enfatizar la seguridad, pues estas herramientas pueden dañar a los apicultores si se usan incorrectamente. La regla general es que se debe usar cada herramienta solo para el trabajo designado y hacerlo teniendo en cuenta su seguridad y la de quienes lo rodean.

. . .

La evolución de la apicultura es un proceso continuo, aunque a veces un poco lento. Los desarrollos más recientes en esta labor han proporcionado a los apicultores métodos de trabajo únicos y muy interesantes.

Para no quedarse atrás, los productos que la apicultura provee de los que los apicultores pueden generar ganancias también están evolucionando.

Algunos de los productos notables entre estos incluyen, por ejemplo, a los servicios de polinización. Los agricultores están recurriendo cada vez más a los servicios de los apicultores para las actividades de polinización de las abejas melíferas. Los apicultores que brindan estos servicios trasladan sus abejas melíferas de un lugar a otro según sea necesario y las liberan en los campos de cultivo para polinizar las plantas.

También, para el inicio de nuevas colonias de abejas melíferas, los apicultores dividen las colonias y las venden como paquetes de abejas. En entornos locales, un apicultor puede ayudar al siguiente con una colonia siguiendo los principios del comercio de abejas en paquete.

· · ·

De igual manera, el manejo de la colonia de abejas melíferas a veces requiere la introducción de una nueva abeja reina en una colonia.

El contar con este nuevo individuo ayuda con la diversidad genética de la colonia, calmando a la misma y asegurando la supervivencia continua de la colonia en otros casos. El proceso mediante el cual se hace esto se llama reenvío.

La miel es el producto más visible de la apicultura. Se utiliza de muchas formas, principalmente como edulcorante. Sin embargo, existen otros productos de la apicultura que se recolectan. Algunos de estos productos se han vuelto de interés en los últimos años, mientras que otros han existido durante muchos años.

Estos otros productos de las abejas melíferas además de la miel incluyen, por ejemplo, la cera de abejas. Éste es el segundo producto de colmena más importante por su disponibilidad y popularidad. Las abejas utilizan cera para construir las estructuras sobre las que se hacen cargo de sus crías y almacenan la miel. Estas estructuras se llaman panales de abejas. La cera tiene forma de celdas hexagonales. Una sola cara de panal tiene miles de estas células. Normalmente, el panal tiene dos caras.

La cera de abejas se derrite a altas temperaturas, pero en un punto muy por debajo del punto de ebullición del agua. La cera también es combustible.

Es popular en su uso para maximizar velas. Algunas organizaciones religiosas insisten en que las velas utilizadas en la práctica religiosa estén hechas de cera de abejas, como se ha hecho tradicionalmente. Hoy en día, la cera de abejas se utiliza en algunos productos de belleza, cosméticos y terapéuticos como cremas y jabones.

El polen es otro producto de la colmena que se ha vuelto popular en la apicultura moderna. Se utiliza de muchas formas, pero principalmente como complemento alimenticio que mejora la salud, pues es rico en proteínas. El polen se recolecta de las flores cuando las abejas salen en busca de alimento y se almacena en la colmena en forma granular. En una colonia de abejas melíferas, el polen se utiliza como alimento principal para la abeja reina y las larvas; otras abejas también pueden comer algo de polen ocasionalmente.

. . .

Uno más es la jalea real, que cs un líquido blanco pastoso procesado por las abejas obreras y con el que se alimenta a las larvas. Las abejas nodrizas en una colonia de abejas melíferas la producen durante 5-15 días y alimentan a las larvas con jalea real durante 3 días cada una. Cuando las abejas melíferas tienen como objetivo criar una nueva abeja reina, la larva objetivo se alimenta con jalea real durante toda su vida como larva, y sigue así cuando se convierte en una abeja reina adulta.

Los apicultores que cosechan jalea real requieren un equipo especial y solo pueden obtener pequeñas cantidades de la sustancia a la vez. Los humanos también comen la jalea real, pues ésta hace un buen trabajo estimulando el crecimiento de las células neurológicas, además de otros beneficios para la salud.

El último producto son las resinas recolectadas por las abejas melíferas, un componente importante del propóleo, que se cosecha por sus propiedades desintoxicantes y antisépticas. En una colmena, el propóleo se usa para sellar espacios, aberturas y grietas que las abejas no quieren, además, previene el crecimiento microbiano en la colmena. La composición exacta del propóleo varía según la temporada y las especies de plantas que son visitadas con mayor frecuencia por la gran cantidad de abejas melíferas de una colonia.

· · ·

Existe una mayor conciencia mundial sobre la necesidad de que muchas personas se dediquen a la apicultura. Quizás te preguntes cómo esto ayudaría y qué diferencia puede hacer el que alguien decida convertirse en apicultor. No hace falta decir que la apicultura es una empresa muy gratificante: el tiempo dedicado a la apicultura nunca se pierde, aprender sobre las abejas y ser capaz de administrar una colonia con éxito es algo de lo que cualquiera se sentirá orgulloso.

Pero más allá de esto, debemos tomar en cuenta que las abejas están bajo presión en todo el mundo. Sus poblaciones están disminuyendo debido a una combinación de factores diversos, incluido el calentamiento global y el uso prolífico de pesticidas en la agricultura, que tienen el efecto de matar un gran número de abejas.

Cuando una persona se convierte en apicultora, llega a ser un productor de algo útil y valioso en el mundo. La apicultura no sólo le hará producir miel, que es un bien codiciado que le reportará beneficios, pero también tendrá un insumo en abundancia para el autoconsumo, lo que conlleva a beneficios diversos.

La demanda mundial de miel es tan alta que la producción rara vez la satisface por completo. Sin embargo, es importante señalar que no todos los apicultores están en la práctica con fines de producción de miel y lucro, pues algunos se centran al autoconsumo, la producción de otros insumos o, más importante aún, a la conservación.

Además de la miel, un apicultor es también un productor de los otros productos apícolas que hemos visto.

Estos productos de la colmena obtienen buenos precios en el mercado, y quien cosecha puede apuntar a centrarse en uno de estos productos alternativos de la colmena en grandes cantidades como el principal producto secundario de su operación apícola. De hecho, los apicultores con operaciones suficientemente grandes ganan mucho dinero con los productos alternativos de la colmena que cosechan y venden además de la miel.

Cuando una persona entra al mundo de la apicultura, contribuye a los esfuerzos de conservación de las abejas.

En la apicultura de conservación, se puede permitir el enjambre periódico de abejas melíferas para que se restauren las poblaciones silvestres de abejas. La población silvestre de abejas también ayuda a mantener la diversidad genética de toda la especie y las diversas fortalezas que vienen con una buena diversidad genética.

La gente suele entrar en el negocio de la cría de abejas (apicultura) por diversas razones, como ayudar con la polinización cruzada de cultivos, cría y venta, o para obtener miel y otros productos apícolas, es decir, cera o propóleo.

Aquellos que deseen incursionar en la apicultura siempre deben lidiar primero con las cuestiones legales que rigen la apicultura en sus localidades antes de comenzar.

Las colmenas también deben colocarse en un lugar que reciba suficiente luz solar, cerca de flores y una fuente de agua. Una ubicación que no sea de fácil acceso para los depredadores de abejas será la más ideal.

Cabe mencionar que la población de abejas se ha desplomado en los últimos años en todo el mundo, y debido al papel que desempeñan en la polinización, y al posterior papel que juegan las plantas en la producción de oxígeno, (que, a lo último que comprobamos, es vital para la supervivencia humana).

3

Los beneficios de la miel

Si en este momento te estás preguntando por qué hablamos de miel, pues, ¿por dónde empezamos?

Tendríamos que responder la pregunta más básica, por supuesto: ¿Qué tiene de bueno la miel? La idea no es desviar el tema, pero antes de zambullirnos de cabeza en algo, es importante saber exactamente en qué nos estamos metiendo.

Con este charco de miel no es diferente. Ya hemos revisado algunos datos importantes, pero antes de incluir la miel en tu dieta, debes saber de dónde proviene, cómo se elabora y qué contiene. Entonces empecemos.

. . .

Para muchas personas, las abejas son una de las mayores molestias de la naturaleza. Por un lado, cuando deciden invadir tu casa, te espera un zumbido constante e irritante, pero ese ni siquiera es el peor de sus pecados.

Cuando deciden atacar, su picadura es dolorosa y, a veces, peligrosa.

Sin embargo, a pesar de todos estos problemas, se aconseja a los agricultores que no se deshagan de las colmenas porque las abejas son más un beneficio que una molestia.

Las abejas son actores clave en el equilibrio de nuestro ecosistema, son uno de los pocos animales que pueden transferir polen entre flores y permitir su fertilización.

Las abejas melíferas son aún más importantes porque no solo son vitales en la polinización, sino que también crean un fluido ámbar dulce que conocemos como miel de néctar de flores. Las flores generalmente crean néctar en un intento por atraer insectos como abejas y avispas hacia ellas. La idea es que una vez que estos insectos caigan sobre ellas, también recolectarán polen y lo transferirán a otras flores y así ayudarán en la polinización.

. . .

Así, la abeja chupará el néctar de las flores y lo almacenará en sus estómagos produciendo miel. El néctar se elabora principalmente con sacarosa, las glándulas de la abeja contienen enzimas de modo que mientras la abeja amamanta el néctar, sus enzimas se mezclan con este mismo para convertir la sacarosa en glucosa y fructosa entre otros minerales.

Al buscar alimento, una abeja puede visitar hasta cien flores antes de completar una carga completa. Luego llevan esta carga a su colmena para usarla como alimento cuando no pueden volar hacia la flor, por ejemplo, durante el invierno. Una vez en su nido, dejan caer el néctar convertido en panales de miel.

Debido a que la construcción de los panales lleva tiempo y, por lo tanto, retrasaría la producción de miel por parte de las abejas, algunos agricultores optan por proporcionar a las abejas panales hechos artificialmente. Dentro del panal, las abejas trabajan para reducir el contenido de agua del néctar abanicándolo y manipulándolo dentro de sus bocas. Todo este proceso de evaporación es lo que hace que la miel sea concentrada, resistente al moho, hongos y bacterias y capaz de durar años sin refrigeración.

La mayoría de nosotros conocemos la miel sólo como edulcorante, y es dulce. Sin embargo, la miel es mucho, mucho más que su dulzura. Mucha gente evita el uso de miel porque se basan en las etiquetas, y las etiquetas dicen que donde una cucharada de azúcar contiene sólo cuarenta y seis calorías, una cucharada de miel contiene sesenta y cuatro calorías. No digo que las etiquetas estén mal. De hecho, tienen mucha razón, solo que les falta un elemento crítico de toda la ecuación.

Sí, la miel tiene más calorías, pero el hecho es que la miel es mucho más dulce que el azúcar (a veces incluso el doble de dulce), por lo que probablemente necesitarás consumir menos. En comparación con el azúcar, también tiene un índice glucémico más saludable. Esto básicamente significa que los azúcares de la miel se pueden absorber en el torrente sanguíneo mucho más fácilmente.

No alterarán tus niveles de insulina, como lo hacen los azúcares en el azúcar de mesa, elevando y estresando a tu páncreas.

. . .

Luego, también hay una pequeña cosa llamada minerales y nutrientes. El azúcar de abeja está a millas de distancia del azúcar procesado.

Donde el azúcar es básicamente cero nutrientes, la miel contiene vitaminas y minerales complejos. Una de las vitaminas complejas que encontrarás en la miel incluye la riboflavina, también conocida como vitamina B2.

La riboflavina es esencial para muchos procesos celulares, especialmente el sistema metabólico y el procesamiento de grasas, carbohidratos y proteínas. Cuando no tengas suficiente, notarás que tienes los labios secos y agrietados, la piel escamosa o los ojos llorosos y con problemas.

La miel también contiene tiamina (también conocida como vitamina B1) que el cerebro y el sistema nervioso necesitan para funcionar a una capacidad óptima. Cuando no tengas suficiente, te darás cuenta de que tu agudeza mental está comprometida y notarás un incremento en el olvido y la confusión.

También dentro de la miel se encuentra la niacina o vitamina B3, cuya deficiencia aumenta significativamente la susceptibilidad a problemas cardiovasculares como ataques cardíacos. Esto se debe a su capacidad para reducir los lípidos. También está presente la vitamina B6 crítica para el metabolismo amniótico y un mejor desempeño neurológico y dermatológico.

Y no son solo las vitaminas. La miel tiene varios minerales que son importantes para una mejor salud. Zinc, sodio, potasio, fósforo, manganeso, magnesio, hierro, cobre, calcio... están todos ahí. El componente químico exacto de la miel es alrededor del 80% de fructosa y glucosa, 18% de agua y 2% de minerales, vitaminas y proteínas esenciales. Entonces puedes ver por qué la miel está varias clases por encima del azúcar de mesa habitual.

Las abejas melíferas son químicas. Usando enzimas y deshidratación, estas pequeñas científicas del mundo natural pueden transformar el azúcar en el néctar de flores en un alimento energético sobresaturado. No es poca cosa: la miel se compone de al menos 181 componentes. Su sabor único es el resultado de procesos químicos complejos, por lo que los sustitutos del jarabe azucarado simplemente no se pueden comparar.

. . .

No pueden imitar los conocimientos químicos de la madre naturaleza. Solo el año pasado, las abejas en los Estados Unidos produjeron la enorme cantidad de 158 millones de libras de miel. Eso es mucha química.

La miel se compone principalmente de azúcares, glucosa y fructosa. Es lo que los científicos denominan solución sobresaturada.

Cuando se agrega azúcar a un vaso de agua, generalmente permanece algo de azúcar en el fondo. Eso es porque el agua (que es un solvente) solo la disolverá bajo cierta cantidad. Pero, si se calienta el agua, ésta puede disolver aún más azúcar.

En consecuencia, en la sobresaturación, el calor, las enzimas u otros agentes químicos pueden aumentar la cantidad de material disuelto. Estas soluciones tienden a cristalizar fácilmente. El jarabe, el dulce de azúcar y la miel se consideran soluciones sobresaturadas. Debido a su sobresaturación y bajo contenido de agua (15-18%), la miel es viscosa. Eso significa que tiene una consistencia bastante espesa y, a veces, es sólida. Sus principales ingredientes son los carbohidratos (azúcares), pero también contiene vitaminas, minerales, aminoácidos, enzimas, ácidos orgánicos, polen, compuestos aromáticos y aromáticos.

. . .

Toda miel comienza con néctar. Mientras que la miel es viscosa y tiene un bajo contenido de agua, el néctar contiene aproximadamente un 80% de agua. Es una solución muy fina, incolora y no tan dulce como la miel.

También es químicamente diferente.

Mediante el uso de enzimas, las abejas pueden convertir el azúcar complejo del néctar en azúcares más simples.

Esta es la razón por la que la miel se digiere más fácilmente que el azúcar de mesa normal. Sus azúcares (glucosa y fructosa) son más simples que la sacarosa (azúcar de mesa).

Los azúcares a veces se denominan "carbohidratos dulces" (los carbohidratos son una de las tres clases principales de alimentos, junto con las proteínas y las grasas).

. . .

Algunos azúcares, como la glucosa y la fructosa, son simples, mientras que otros, como la sacarosa (azúcar de mesa), son más complejos.

El arma secreta de una abeja melífera es su capacidad para convertir estos azúcares complejos que se encuentran en el néctar de las flores en azúcares simples. Este proceso se llama hidrólisis. Para convertir la sacarosa (azúcar de mesa) en glucosa y fructosa, se debe agregar calor, ácidos o enzimas. Es un proceso complicado en el laboratorio. Pero, cuando se trata de la química de la miel, las abejas (y sus enzimas) son mucho más eficientes que los científicos.

Debido a que del 95 al 99,9% de los sólidos de la miel son azúcares, para comprender la miel es necesario comprender el azúcar. El azúcar de caña pura es casi toda sacarosa. Se llama disacárido y se forma cuando se unen dos azúcares simples, por eso a veces se le llama "doble azúcar".

La sacarosa, que se encuentra en el néctar, está hecha de azúcares simples glucosa y fructosa. Estos azúcares simples se denominan monosacáridos, que significa "un azúcar". Aunque la fructosa y la glucosa tienen la misma fórmula química ($C_6H_{12}O_6$), son dos azúcares diferentes. Eso es porque sus átomos están organizados de manera diferente, y esta diferencia en la disposición atómica hace que la fructosa tenga un sabor mucho más dulce que la glucosa. La miel también es un poco más dulce que el azúcar de mesa, porque la miel contiene más fructosa.

Las abejas melíferas no solo recolectan el néctar, sino que lo cambian químicamente. Producen una enzima llamada invertasa en sus glándulas salivales. Las enzimas son compuestos orgánicos que aceleran una reacción bioquímica, estas enzimas no se consumen en la reacción, por lo que pueden usarse una y otra vez.

Después de que la abeja recolecta el néctar, se agrega invertasa. Esta enzima ayuda a transformar la sacarosa en partes iguales de glucosa y fructosa. Este proceso es el comienzo de la miel. Otras enzimas también ayudan a que la miel tenga mejor sabor, por ejemplo, la amilasa es una enzima que ayuda a descomponer la amilosa en glucosa: la glucosa es más fácil de digerir y es lo que hace que la miel sea más dulce.

Otra enzima, la glucosa oxidasa, luego descompone la glucosa y estabiliza el pH de la miel. Y la catalasa convierte el peróxido de hidrógeno en agua y oxígeno.

. . .

Esto mantiene bajo el contenido de peróxido de hidrógeno (aunque algunas personas creen que el peróxido de hidrógeno en la miel es lo que ayuda a preservarla, probablemente se deba más a su pH ligeramente ácido y bajo contenido de agua).

Como cualquier buen químico, las abejas siguen un protocolo para producir miel. Las abejas recolectoras extraen néctar a través de su probóscide (lengua parecida a una pajita). Luego agregan invertasa mientras transportan el néctar. Esta invertasa comienza a descomponer la sacarosa en glucosa y fructosa en el estómago (cultivo) de miel.

Las recolectoras luego transfieren el néctar a las abejas domésticas, donde se agregan más enzimas. Este proceso de adición de enzimas continúa cada vez que otra abeja recoge el néctar. Las abejas caseras regurgitan y vuelven a beber el néctar durante un período de 20 minutos, lo que descompone aún más los azúcares. Cuando el néctar tiene aproximadamente un 20% de agua, se deposita en el panal, donde las abejas lo abanican para acelerar el proceso de evaporación y condensar aún más la miel.

. . .

Las abejas se detienen cuando la concentración de agua está entre 17-18% y la trasladan a su lugar de almacenamiento. Por lo tanto, mediante el uso de evaporación y enzimas, se ha formado una solución sobresaturada.

Como cualquier solución sobresaturada, la miel tiende a cristalizar.

La cristalización ocurre cuando se descomponen largas cadenas de glucosa (polisacáridos) en la miel. Las moléculas de glucosa comienzan a adherirse entre sí generalmente en una mota de polvo o polen, estos cristales de glucosa caen al fondo del frasco. El problema con la cristalización es que cuando la glucosa se separa de la miel, el líquido sobrante contiene un mayor porcentaje de agua. La levadura, ahora con suficiente agua y azúcar, hace que la miel fermente; es por eso que la miel que cristaliza puede fermentar más rápidamente que la miel no cristalizada.

La temperatura puede afectar la cristalización. Es mejor almacenar la miel por encima de los 50°F. Los investigadores también han concluido que la miel extraída del panal y procesada con extractores y bombas tiene más probabilidades de cristalizar que la miel que queda en el panal debido a las partículas finas que se introducen para que comiencen los cristales.

Otros factores que contribuyen a la cristalización son el polvo, las burbujas de aire y el polen de la miel. La cristalización no siempre es mala. La miel cremosa (untable) depende de la cristalización controlada. Mientras que la cristalización natural crea cristales granulosos, la cristalización controlada crea un producto suave y cremoso.

Calentar la miel también puede provocar cambios químicos. A veces, la miel se oscurece debido a un proceso conocido como Reacción de Maillard.

Debido a que la miel es ligeramente ácida con un pH de aproximadamente cuatro, a veces puede ocurrir que se oscurezca con el tiempo. Esto se debe a que los aminoácidos de la miel comienzan a reaccionar con los azúcares.

La caramelización, el pardeamiento del azúcar, se produce cuando el calentamiento comienza a romper los enlaces moleculares de la miel. Cuando estos enlaces se rompen y luego se vuelven a formar, el resultado es azúcar caramelizada.

· · ·

El calor también puede afectar tanto a la miel como al jarabe de maíz con alto contenido de fructosa. Cuando se calienta la fructosa, a veces se puede formar HMF (hidroximetilfurfural). El HMF es mortal para las abejas, pero puede formarse a temperaturas relativamente bajas (110-115 ° F). Si las abejas melíferas son alimentadas con jarabe de maíz con alto contenido de fructosa que ha sido almacenado o transportado en condiciones de calor, podría matarlas.

El calor y la cristalización también pueden afectar el color de la miel. Los cristales en la miel harán que parezca de color más claro, y es por eso que la crema de miel es de color más claro. En la naturaleza, el color de la miel suele deberse al tipo de néctar de flores del que deriva la miel. En consecuencia, la miel recolectada en el otoño generalmente diferirá en color que la miel recolectada en la primavera.

Eso es porque hay diferentes especies de flor. El USDA clasifica la miel en siete categorías de colores: blanco agua, blanco extra, blanco, ámbar extra claro, ámbar claro, ámbar y ámbar oscuro. Los colores claros de la miel suelen tener un sabor más suave que las mieles más oscuras.

La miel es higroscópica. Eso significa que acumula humedad. Si se deja al descubierto, la miel comenzará a acumular humedad de la atmósfera, y esta humedad adicional en la miel permitirá que la levadura comience el proceso de fermentación.

Normalmente, la miel tiene un bajo contenido de humedad que ayuda a su conservación. Sin embargo, si su contenido de humedad supera el 25%, comenzará a fermentar. Es por eso que recolectar miel cubierta de una colmena de abejas es una buena idea. Tiene un contenido de humedad más bajo y es mucho menos probable que fermente.

La miel se produce en todos los estados de los EE. UU. El USDA estima que hay más de 266 millones de colonias en los EE. UU. con una colonia promedio que produce 59 libras de miel. Lo que hace que estos números sean más notables es que la miel no es artificial. Solo está guiada por el hombre.

.   .   .

Las verdaderas químicas en la producción de miel son las abejas, no los humanos. Su capacidad para buscar y convertir el néctar en miel ha dado como resultado literalmente cientos de diferentes variedades florales de miel. Esas son unas buenas estadísticas.

Cualquier entusiasta de la salud te dirá que la versión saludable de cualquier cosa (harina de trigo integral, arroz integral, etc.) siempre contendrá más calorías que su contraparte procesada. Comparar los dos es como comparar una manzana y un paquete de patatas fritas.

Ahora sabes lo que hay en tu miel, ¿cómo se puede utilizar la miel para obtener el mejor efecto?

Aprendamos.

4

Las propiedades curativas de
la miel

LA MIEL TIENE una larga historia de valorización debido a sus propiedades medicinales. No se sabe exactamente cuándo la gente comenzó a considerar la miel como un remedio medicinal, pero desde los ayurvédicos hasta los griegos y los chinos, este líquido ámbar se utilizó para mantener y mejorar la salud.

En un momento u otro, cada uno de nosotros ha experimentado un resfriado que se manifiesta en forma de dolor de garganta y secreción nasal. Esta condición es especialmente irritante porque no se considera lo suficientemente grave como para llevar a alguien a la cama, pero aún es lo suficientemente grave como para afectar su productividad normal.

. . .

La mayoría de las personas cuando experimentan dolor de garganta toman pastillas. Sin embargo, se necesita tiempo para que las píldoras se absorban en el torrente sanguíneo: si deseas un remedio para el resfriado de acción rápida para aliviar tus síntomas, entonces lo que necesitas es un buen trago de miel.

La miel contiene propiedades antimicrobianas y antibacterianas que actúan sobre las bacterias que agravan el resfriado. Su textura viscosa también se desliza por la garganta, aliviando su irritación. Debido a que la miel puede ser demasiado dulce por sí sola, necesitarás un vaso de agua tibia, una cucharada de miel y el jugo de un limón.

Los limones contienen una buena dosis de vitamina C, esencial para aumentar tu inmunidad. El agua tibia diluirá la mezcla y también te proporcionará la hidratación necesaria. Mezcla todos los ingredientes y bebe tanta mezcla como quieras. Esta combinación seguramente te ayudará a sentirte mejor más rápido de lo que imaginas.

De igual manera, dormir es un componente extremadamente importante para la buena salud. Cuando duermes lo suficiente, puedes descansar tu cerebro y tu cuerpo para recargar energías.

Cuando no duermes lo suficiente, tu productividad se reduce porque tu cerebro no está funcionando a su capacidad óptima y es más lento debido a la falta de descanso.

La falta de sueño compromete otros procesos en tu cuerpo como la digestión y tu competencia general.

Necesitas descansar. Los expertos dicen que un adulto debe dormir de siete a ocho horas. Si tienes problemas para dormir, puedes usar miel para ayudarte a relajar, todo lo que necesitas es agregar una cucharadita o dos en una taza de leche o té de hierbas. Respalda esto con buenas prácticas de sueño, como asegurarte de irse a la cama antes de las once de la noche, evitar la luz azul antes de dormir y tener un ambiente tranquilo en la casa.

Debido a sus propiedades antimicrobianas y antibacterianas, la miel es un analgésico natural. La próxima vez que sientas dolor, antes de ir a la farmacia a comprar píldoras que podrían aumentar la toxicidad en la sangre, prueba con la miel. ¿Te duele la cabeza? Agrega una cucharadita de miel a una taza de leche tibia o té tibio y bebe.

. . .

Cualquiera que haya tenido dolor de muelas te dirá que esta es una de las experiencias más dolorosas.

Es especialmente peor si ocurre por la noche y tienes que esperar hasta la mañana para que un dentista revise el diente. Para aliviar el dolor, haz una pasta de canela y miel en una proporción de 1:1, por ejemplo, una cucharadita de canela por una cucharadita de miel.

Aplica la pasta sobre el diente adolorido, esto debería aliviar tu dolor de manera significativa. Sin embargo, recuerda que no es una solución permanente. Asegúrate de consultar a un dentista certificado lo antes posible para averiguar exactamente qué le pasa a tu diente antes de que empeore.

Si eres una persona inactiva, extremadamente activa o comienzas a envejecer con el paso del tiempo, lo más probable es que experimentes dolor en las articulaciones.

La miel puede ayudar a aliviar este dolor. Primero, deberás beber una mezcla de una cucharadita de canela y dos cucharaditas de miel (o según sea necesario) en un vaso de agua tibia todas las mañanas para comenzar a limpiar el sistema.

. . .

Además, siempre que sientas un dolor o picazón en particular, haz una pasta de miel y canela y luego masajea el área adolorida. Deberías poder aliviar gradualmente tu dolor. Si el dolor persiste o empeora, debes visitar a un médico.

Tomar alcohol puede parecer un pasatiempo divertido, pero los efectos de la mañana pueden ser desastrosos. Si tienes resaca, prueba este remedio matutino: esparce una cucharadita de miel cruda sobre una rebanada de pan integral. La fructosa en la miel acelerará tu metabolismo permitiendo la oxidación rápida del alcohol, mientras que el almidón en el pan ayudará a asentar tu estómago y también te dará la comida de la mañana.

Si no tienes ganas de comer sólidos, agrega una cucharada de miel y el jugo de una naranja a un vaso de yogur. Debería tener el mismo efecto.

También puedes curar cortes, quemaduras y moretones.

Si vives una vida especialmente activa o tienes niños pequeños activos, los cortes y moretones son una parte diaria de tu vida. No es necesario que te apresures a ir a la farmacia cada vez que alguien tenga un pequeño raspón, solo agrega miel en tu botiquín de primeros auxilios.

Además de sus propiedades antimicrobianas y antibacterianas, la miel también es un antiséptico y funcionará en cualquier corte o hematoma. Sus propiedades antisépticas obstaculizarán el crecimiento de bacterias.

Para usar, limpia la herida o corte suavemente con una toallita antibacteriana humedecida en agua tibia. Una vez que hayas limpiado la herida, aplica un poco de miel en el área y luego cúbrela con una venda.

Algunas personas probablemente habrían puesto la meta de bajar de peso en el capítulo en el que hablamos sobre los usos de la miel para la belleza. Sin embargo, el mantener un buen peso debería tener más que ver con tu salud y no con tu belleza. Lucir o no deseable es el menor de tus problemas cuando tienes un problema de peso que afecta directamente tu salud.

Por un lado, el sobrepeso te pone en riesgo de enfermedades cardíacas, problemas en las articulaciones, problemas hepáticos y renales, diabetes, presión arterial alta, entre otros problemas graves. Si escribes las palabras 'perder peso rápidamente' en cualquier motor de búsqueda de Internet, te apuesto a que encontrarás en algún lugar entre los resultados, recomendaciones de píldoras que pueden hacer que esto suceda.

La mayoría de las veces, estas píldoras son solo estafas que están destinadas a despojarte de tu dinero, pero que realmente no funcionan. Si funcionan, vienen con algunos efectos secundarios graves que podrían causarte aún más problemas. La verdad es que no existe un plan para perder peso rápidamente que sea saludable: la pérdida y el mantenimiento de peso a largo plazo solo se producen de forma gradual.

Sin embargo, existen algunos remedios que pueden ayudar a evitar que sientas hambre y aumentar tus niveles de insulina, facilitando así el proceso. Uno de ellos es la miel. Cuando se usa con moderación, la miel alivia los antojos de azúcar, el hambre y te brinda la energía que necesitas para todo el día. También contiene pequeñas cantidades de minerales y vitaminas que son esenciales en la eliminación del colesterol malo y los ácidos grasos que se acumulan alrededor de los órganos responsables del funcionamiento de su cuerpo, como el corazón, el hígado y los riñones.

. . .

Al mezclar miel con otras especias, hierbas o condimentos, aumentas tu capacidad para impulsar tus esfuerzos de pérdida de peso. La primera mezcla que definitivamente debes probar es la mezcla de miel, limón y jengibre por la mañana.

Esto es especialmente importante si tomas café, pues, aunque éste despierta tu sistema, el café reduce la capacidad de tu cuerpo para quemar grasas.

Además, la mayoría de las personas tienden a agregar cosas a su café, como leche y azúcar, que incrementan las calorías que consumen. En su lugar, toma una cucharadita de miel, el jugo de un limón, y ½ cucharadita de jengibre; mezcla todo en agua tibia y bébelo a primera hora de la mañana con el estómago vacío.

Al reemplazar tu café de la mañana con la mezcla de miel, limón y jengibre, estás reduciendo la cantidad de calorías porque el limón y el jengibre tienen muy pocas calorías. El jengibre te dará ese subidón de adrenalina que necesitas y el limón aumentará la alcalinidad de tu sangre y así mejorará tu digestión, quema de grasas y metabolismo. Es un ganar-ganar.

· · ·

También puedes reemplazar el jengibre con canela. La canela tiene capacidades de incremento de la insulina de las que podrían beneficiarse las personas con un alto nivel de azúcar, como suelen tener las personas que tienen problemas de peso. O bien, conserva el jengibre por la mañana y reemplázalo con canela por la noche como última comida del día.

De esta manera, estimularás tu sistema digestivo para que funcione incluso mientras duermes.

Las mezclas anteriores no son el desayuno, solo sus precursores. Si deseas preparar una bebida saludable para el desayuno que te dure hasta tu próxima comida, entonces una buena receta que sea igual de efectiva pero que te induzca una mayor saciedad incluiría algunas frutas.

Mezcla una manzana, una rodaja de piña, un plátano, una zanahoria, el jugo de una naranja, el jugo de un limón y una cucharadita (o según sea necesario) de miel.

Mezcla todos estos ingredientes y bebe. Este cóctel de desayuno incluye todos los grupos de alimentos que son importantes para una alimentación saludable, excepto las proteínas magras, por lo que deberás encontrar alguna forma de agregarlo, por ejemplo, agregando un huevo cocido, una cucharada de mantequilla de maní, una rebanada de carne de pavo, atún o cualquier otra proteína magra.

Ten en cuenta que el solo hecho de beber estas mezclas sin realizar las actividades necesarias no te permitirá perder peso de manera eficaz. Así que, como parte de tu régimen de adelgazamiento, recuerda tener una dieta equilibrada compuesta de proteínas magras, cereales integrales, verduras, frutas y mucha agua.

Asegúrate de que tus comidas estén distribuidas correctamente y de que estés comiendo lo suficiente, luego incluye al menos treinta minutos de ejercicio. De esta forma deberías estar listo o lista para adelgazar.

Con la miel es posible incluso mejorar la digestión, más allá de tener o no algún problema de peso, es posible tener problemas de indigestión. Esto es particularmente común después de una comida grasosa o que contiene legumbres. Todo lo que necesitas hacer es agregar una cucharadita de miel y el jugo de un limón al agua tibia y beberla después de la comida; con solo agregar una cucharadita de miel al té de tu elección (aunque para este efecto te recomiendo el té verde), notarás un alivio de tu indigestión.

Si quieres incrementar tus niveles de energía, te convendrá recordar que, en cuanto a los componentes de la miel, contamos con la presencia de fructosa y glucosa (más del ochenta por ciento). Esto la convierte en una fuente asombrosa de carbohidratos y energía.

A diferencia de otros carbohidratos, se absorbe fácilmente en el torrente sanguíneo, lo que la convierte en una buena fuente de energía, especialmente cuando se necesita un impulso rápido.

Ya hemos hablado de cómo puedes usar miel para reemplazar tu café matutino mezclándolo con el jugo de un limón y jengibre. ¿Pero sabías que también puedes usarlo como bebida energética durante tu entrenamiento matutino? Todo lo que necesitas hacer es agregar una cucharada de miel a tu botella de agua. Beberla en sorbos mientras haces ejercicio te ayudará a mantener altos tus niveles de energía mientras te ejercitas.

Tomarla inmediatamente después del ejercicio también te ayudará a reponerte y estimulará la recuperación muscular. Esta misma mezcla también es muy buena si tú o, por ejemplo, tus hijos tienen problemas para beber la porción de agua necesaria. La dulzura les animará a beber agua.

Si tu día está lleno de actividades y te preocupa tener un bajón de energía, entonces para tu comida de la tarde, haz un sándwich de miel, mantequilla y mermelada o miel y mantequilla de maní en rebanadas de pan integral y resérvalo para cuando te sientas con poca energía.

Agregar una fruta o verdura de tu elección junto con una botella de agua debería proporcionarte un refuerzo de energía equilibrado y saludable.

Otra buena función es la reducción de alergias. La mayoría de nosotros tenemos una alergia u otra, ya sea a un alimento, a un determinado animal o a determinados productos. Pero, ¿sabías que la investigación ha demostrado que la miel puede ayudarte a desarrollar inmunidad, especialmente cuando se trata de alergias ambientales?

Por alergias ambientales me refiero a aquellas que se relacionan con productos hechos a partir de partes de flores, por ejemplo, perfumes, jabones, champús o incluso la propia flor. ¿Cómo? Bueno, ya discutimos cómo se produce la miel, incluido cómo las abejas succionan el néctar de las plantas en flor. En este proceso de recolección, también transportan el polen de una flor a la siguiente, lo que permite la polinización.

Es inevitable que parte de este polen acabe en la miel que las abejas producen. El polen es lo que causa las alergias ambientales, sin embargo, el polen de la miel es tan pequeño que no provoca ninguna reacción.

Pero ... sí, hay un 'pero' ... la ingesta continua de miel funciona como una vacuna.

Cuanto más la tomes, más se desarrollará tu inmunidad.

Toma una cucharadita de miel en tu café o té de la mañana todos los días. No te sorprendas si algún tiempo después puedes pasar por el jardín de tu vecino sin tener un ataque de estornudos.

Por definición, la desintoxicación es el proceso de limpiar las toxinas del cuerpo. Las toxinas son elementos peligrosos que se introducen en el cuerpo a través del aire que respiramos, los alimentos que comemos y lo que aplicamos sobre nuestra piel. Se acumulan con el tiempo y envenenan la sangre, el hígado, el páncreas u otros órganos del cuerpo.

La única vez que te darás cuenta de que tienes sustancias tóxicas en tu cuerpo es cuando los síntomas comiencen a mostrarse. Estos síntomas pueden ser tan "mínimos" como acné, resfriados, problemas digestivos, etc., o tan graves como problemas cardiovasculares, diabetes y cáncer.

En los tiempos modernos, las toxinas en los sistemas son un problema real. Nos hemos vuelto más dependientes de dietas grasas, almidonadas, saladas y azucaradas que estresan nuestros órganos y aumentan la toxicidad de nuestra sangre. Más personas están fumando e incluso si tú no fumas, en un momento u otro te convertirás en una víctima del humo de segunda mano, es decir, un/a fumador/a pasivo/a.

Luego también está el hecho de que usamos humectantes, desodorantes y otros químicos en nuestra piel cuyo contenido químico desconocemos. Peores son las toxinas que ni siquiera nos damos cuenta de que estamos absorbiendo, por ejemplo, cuando nos mudamos a casas que han sido construidas sin un análisis de toxinas adecuado, agua sin destilar, ropa hecha de telas no probadas... estamos expuestos a toxinas todos los días.

Para las civilizaciones antiguas como la griega, la china y la egipcia, la creencia era que, en lugar de curar los síntomas, era mucho mejor evitar que éstos sucedieran en primer lugar. La miel se consideraba un elemento esencial para eliminar las toxinas del cuerpo incluso antes de que se acumularan. Por supuesto que no tenían que lidiar con tantas toxinas como nosotros, pero tenían la idea correcta y podríamos tomar uno o dos consejos de ellos.

Creían que las toxinas aumentaban la mayor parte del tiempo la acidez de la sangre. Si se equilibrara esta acidez, las toxinas no podrían acumularse dentro de su sistema y sus órganos tendrían más facilidad para eliminarlas. Se creía que la miel era lo suficientemente alcalina como para equilibrar cualquier acidez.

Así, la idea era que tomar una cucharada de miel en agua tibia y un poco de té de hierbas, a primera hora de la mañana y última hora de la noche, prevendría problemas como envejecimiento prematuro, aumento de peso, cálculos biliares, problemas cardíacos, uñas quebradizas, mal aliento, presión arterial alta y otros más.

Para aumentar la eficacia de la miel como agente desintoxicante, mézclala con otras especias medicinales como canela, jengibre, limón y/o vinagre de cedro de manzana.

Al igual que la miel, la canela tiene una larga historia de uso como medicamento. Tiene propiedades microbianas que actúan sobre las bacterias dentro del cuerpo y estimula la insulina. Los limones contienen vitamina C esencial para desarrollar la inmunidad.

Una preocupación lógica es considerar que los limones y el vinagre de cedro de manzana son ácidos, ¿no aumentarán la acidez de la sangre y, por lo tanto, aumentarán en lugar de disminuir la toxicidad? La verdad es que la naturaleza de estos alimentos no tiene nada que ver con cómo reaccionan con tu cuerpo. Pueden ser ácidos, pero el producto final después de la digestión es de naturaleza alcalina y, cuando llegan a la sangre, actúan como un equilibrador en lugar de un potenciador del ácido.

. . .

Todos estos ingredientes se absorben fácilmente en el torrente sanguíneo para alimentar rápidamente el cuerpo.

Aquí tienes una buena receta para que pruebes: 1 cucharada de miel cruda, una cucharada de vinagre de cedro de manzana (o el jugo de ½ limón) y ½ cucharadita de canela o jengibre en polvo. Mézclalo todo en un vaso de agua tibia y bébelo a primera hora de la mañana.

También es una alternativa muy saludable a tu café matutino porque la canela y/o el jengibre te darán el empuje de energía que necesitas.

Si estás realizando un programa de desintoxicación más intensivo, pero a corto plazo, como un ayuno de jugos o una desintoxicación con alimentos totalmente naturales, la miel aún se puede incluir dentro del programa, ya que es un producto natural.

5

La miel y la cocina

PUEDE que la miel no sea azúcar, pero es un excelente (y más saludable) sustituto de cualquier cosa que requiera azúcar en tu receta. Aparte de la dulzura, te darás cuenta de que la miel tiene su propio sabor distintivo. Por eso, además de realzar el sabor de cualquier receta, también le da un toque especial. La miel se puede utilizar en una variedad de alimentos, desde productos horneados hasta ensaladas, sopas, carnes a la parrilla, postres y bebidas.

Así es como tú también puedes incluirlo en tu cocina.

Endulza tus panes, postres y bocadillos. La miel y el pan han sido compañeros durante tanto tiempo que me sorprendería que no los hayas usado juntos antes.

. . .

Por supuesto, puedes usarlo como aderezo esparciendo una cucharadita sobre pan de trigo integral, ya sea solo o como parte de un sándwich, pero tal vez estés buscando menos dulzura que se extienda por toda la barra de pan.

En este caso, ¿por qué no horneas con miel en su lugar?

Por un lado, eliminarás por completo la necesidad de azúcar de mesa y, al mismo tiempo, incorporarás todas las vitaminas y minerales que aporta la miel a la mesa.

Además, la miel es un conservador natural, por lo que cuando hornees tu pan con miel, durará mucho más que el pan "normal".

Cualquier tipo de pan se puede hornear con miel. De plátano, calabacín, maíz, queso: todos estos son panes cuyas recetas puedes modificar un poco para que puedas usar miel en lugar de azúcar para una comida más sabrosa y saludable. Tartas, galletas, bizcochos, crepas, budines, barras de cereales… cualquier postre o *snack* donde haya azúcar puede utilizar miel.

. . .

Te darás cuenta de que, para la mayoría de las recetas de postres, la miel ya es un ingrediente; la razón es que tiene una textura pegajosa y flexible y la mantendrá incluso después del horneado. Para hornear o hacer pan y postres con miel, reemplaza cada taza de azúcar con aproximadamente de $^{1}/_{2}$ a $^{3}/_{4}$ de taza de miel. Esto es debido a que la miel es mucho más dulce que el azúcar. Si tenemos un exceso de miel podrías tener un producto endulzado en exceso.

Si tu producto va al horno, reduce el agua en aproximadamente $^{1}/_{4}$ de taza por cada taza de miel que uses. Por ejemplo, si la receta requiere dos tazas de azúcar, terminarás usando de una a una taza y media de miel y reducirás la cantidad de agua que requiere la receta en $^{1}/_{4}$ de taza de agua.

Además, a menos que la receta use crema agria o leche, agrega aproximadamente 1 / 2 cucharadita de bicarbonato de sodio por cada taza de miel que tendrá tu receta.

La miel es ligeramente ácida, por lo que el bicarbonato de sodio ayudará a equilibrarla.

. . .

Debido a su propio color ámbar, la miel realza el dorado de tu pan, postre o refrigerio. Para evitar que el pan se dore antes de que el interior esté listo, reduce la temperatura en unos veinticinco grados Fahrenheit y aumenta el tiempo de horneado. De esta manera, el pan tendrá tiempo suficiente para hornearse sin riesgo de que se dore demasiado.

Para obtener lo mejor de tu pan, postre o *snack*, intenta reemplazar la mayor cantidad de ingredientes con sustitutos frescos y naturales más saludables, no solo miel. La harina blanca se puede reemplazar con harina de trigo integral, huevos enteros para claras de huevo, margarina con mantequilla o aceite de oliva, bayas enlatadas con bayas de alimentos integrales, etc.

Recuerda que la motivación principal de la miel es mejorar tu salud, por lo que, si se combina con ingredientes saludables, podrás aprovecharla al máximo.

El pan no es el único carbohidrato que se puede cubrir con miel. Puedes rociarla sobre papas, crepas, panqueques, arroz, entre otros almidones. Puedes incluso optar por rociarlo en su forma cruda como una adición dulce a tu comida o puedes crear una mantequilla de miel que sea aún más sabrosa que solo una llovizna de miel.

Para hacer una mantequilla de miel todo lo que necesitas es miel, mantequilla y extracto de vainilla y canela. Mezcla cuatro partes de mantequilla con una parte de miel. Por ejemplo, una taza de mantequilla derretida debe mezclarse con ¼ de taza de miel. Agrega algunas gotas de extracto de vainilla o ½ cucharadita de canela para obtener una mantequilla de miel de sabor dulce que combina bien con cualquier almidón.

Si de alguna manera haces mantequilla de más, puedes dejar que se solidifique y luego usarla como lo harías con la mantequilla para cocinar o como cobertura para tostadas. La miel dulce hecha mantequilla no solo funciona bien con los carbohidratos, también funciona muy bien en carnes, especialmente durante el asado y la sartén.

Si vas a asar tus carnes, entonces necesitarás hacer una salsa para barbacoa y nada hace una salsa para barbacoa como lo hace la miel. Todo lo que necesitas son dos cucharadas de miel, una cucharada de vinagre de sidra de manzana, una cucharada de salsa Worcester y una cucharadita de jugo de limón mostaza. Cepilla la carne (chuletas de cordero, muslos o pechugas de pollo, chuletas de cerdo o cualquiera que sea tu elección de carnes a la barbacoa) con la salsa barbacoa casera y también la parrilla.

Recuerda que la miel provoca un rápido glaseado y dorado, así que asegúrate de que el calor no sea demasiado alto para que la parte exterior se dore antes de que la carne del interior esté lista. Si vas a freír la carne, puedes crear una marinada con limón. Mezcla tomillo, albahaca, sal y pimienta (o cualquier otra especia que le gustaría incluir).

Agrega una cucharadita de miel a la marinada para formar una especie de pasta. Extiéndela sobre los trozos de carne, por ambos lados, luego colócalo en el refrigerador durante una o dos horas. Pasado el periodo de reposo, calienta una cucharadita de aceite de oliva de una sartén, luego agrega la carne adobada. Te encantará el sabor de tu comida.

La miel siempre ha sido el endulzante preferido por las personas que se preocupan por su salud, por lo que sería negligente no incluirla también en los tés y los cócteles.

. . .

Incluir algunos tés verdes en tu dieta te ayudará a alcanzar tus objetivos de salud, incluida una mejor digestión y mantenimiento del peso. Pero no tiene por qué ser un proceso amargo.

Agregar miel puede hacer que el camino hacia la salud sea muy agradable. Una cucharadita o cucharada y media también debería ser suficiente. Sin embargo, el té no es la única bebida en la que puedes usar miel: los británicos tienen una bebida llamada *hot toddy* que se usa como bebida nocturna y otras veces como bebida para el resfriado y la gripe.

Si no te importa el contenido de alcohol, un *hot toddy* se prepara mezclando agua muy caliente, té negro, jugo de limón, una cucharadita de miel y un *tot* (ración de ron) o whisky o brandy.

Si tienes miel y vinagre o yogur natural, no necesitas un aderezo para ensaladas comprado en una tienda. Estás listo para obtener un aderezo natural y barato. Todo lo que necesitas hacer es picar y juntar todos los ingredientes de tu ensalada en un tazón y luego decidir si quieres que sea una ensalada blanca o que se vean todos sus colores vivos.

. . .

Para una ensalada blanca, simplemente agregarás miel y yogur natural en una proporción de 1:3, es decir, una cucharada de miel por tres cucharadas de yogur a tu ensalada.

Para una ensalada natural cuyos colores sean vívidos, agrega la miel y el vinagre en una proporción de 1:1, es decir, una cucharada de miel por una cucharada de vinagre. Si no tienes vinagre, reemplázalo con la misma porción de limón.

La miel también es una adición maravillosa a la mayoría de las sopas de verduras o sopas carnosas que no tienen almidón de maíz o papas y que probablemente terminarán diluidas. Desde zanahorias, chirivías, coliflor hasta sopas de berenjena, la miel le dará dulzura a la sopa y también la hará espesa debido a su propia viscosidad. Las sopas o salsas picantes que tienen curry o jengibre funcionan mejor con miel porque ésta tiende a agregar sabor.

. . .

Veamos algunos consejos rápidos para cocinar con miel, enunciando algunos recordatorios rápidos si vas a utilizar miel para cocinar por primera vez:

- La miel es más dulce que el azúcar, así que recuerda siempre usar menos. Comienza con la mitad, si no sabes, puedes agregar aproximadamente ³⁄₄ de la cantidad de azúcar señalada.

- La miel atrae el agua (tiene una característica higroscópica), lo que significa que necesita menos agua para cocinar. Por cada taza de miel con la que reemplaces el azúcar de mesa, recuerda reducir también el agua requerida por la receta en aproximadamente ¹⁄₄ de taza. Es importante mencionar que la característica higroscópica de la miel también evita que el pan se ponga rancio rápidamente.

- A menos que tu receta requiera el uso de leche agria o crema, debes agregar aproximadamente ¹⁄₂ cucharadita de bicarbonato de sodio a cada taza de miel que usarás.

- La miel hace que los productos horneados y asados se glaseen y se doren más rápido. Por lo tanto, debes reducir significativamente el fuego y aumentar el tiempo de cocción para asegurarte de que la comida esté bien cocida.

- Puedes notar que la miel tiende a adherirse a los utensilios. Si no quieres que haga eso, cubre los utensilios más problemáticos con un poco de agua, aceite o un huevo antes de medir la miel. La miel se deslizará suavemente fuera del utensilio cuando estés listo/a para demandarlo.

¿Sigues sin convencerte? Aquí van algunas otras opciones para cocinar con miel. La primera es el jalá.

Cuenta la leyenda que el endulzante natural que tanto nos gusta fue utilizado por civilizaciones antiguas para embalsamar a sus muertos por la dulce eternidad. Hoy en día, las propiedades conservantes de la miel ayudan a mantener frescos los productos horneados, así que deja a las momias en los museos e intenta hornear una barra de jalá con miel (pronunciado hah-lah).

La jalá es un pan trenzado judío tradicional que normalmente se sirve con la cena del sábado, pero es bueno como tentempié en cualquier momento y es una tostada francesa particularmente sabrosa. Aunque es preferible el jalá con miel, algunas recetas requieren azúcar. Si deseas sustituir el azúcar por miel, recuerda, como tanto lo hemos repetido, reducir el agua en consecuencia, para que la masa no se vuelva demasiado pegajosa. Si deseas agregar un glaseado que le dé al pan una capa exterior dulce y crujiente, mezcla unas cucharaditas de miel con una yema de huevo y cepilla sobre el pan antes de hornear.

¿Existe un sándwich de pavo sin salsa de miel y mostaza? ¿Sería igual el verano si nunca se hubiera inventado la salsa barbacoa con miel? No y no. El aderezo para ensaladas es donde la miel se destaca y las salsas son donde prospera. No es ningún secreto que la miel y el cerdo van bien juntos.

¿Necesitas alguna prueba? Intenta untar con un cepillo una cantidad saludable de miel sobre el lomo de cerdo antes de ponerlo en el horno.

¿Buscas un zumbido? El hidromiel, o vino de miel, es uno de los tipos de alcohol más antiguos conocidos por el hombre y sigue siendo tan sabroso como siempre. Puedes encontrar hidromiel en la mayoría de las tiendas de vinos, pero si realmente quieres impresionar a tus amigos, prueba a preparar algunas botellas tú mismo/a.

La belleza de la elaboración de hidromiel es su sencillez: todo lo que realmente necesita es un poco de miel, agua sin cloro, levadura de vino y un balde de fermentación. Si este es tu primer coqueteo con el hidromiel, probablemente querrás comenzar con un lote pequeño de aproximadamente un galón (3.8 litros, aunque puedes empezar con mucho menos).

Los principiantes pueden encontrar excelentes tutoriales en línea. Y recuerda: al igual que con la elaboración de cerveza, el saneamiento es clave. Todo lo que utilices (baldes, tubos, biberones) debe esterilizarse.

Entonces, ¿cómo sabe el hidromiel, de todos modos?

Sabe, bueno, a vino con sabor a miel. El sabor puede ser tan variable como el de cualquier cerveza o vino, dependiendo de cómo se haga. Por ejemplo, para darle un tono de tez diferente, puedes agregar algunas especias, como canela o nuez moscada. Y si te sientes un poco más ambicioso/a, puedes intentar hacer hidromiel espumoso.

Hay una variante llamada melomel. Ésta se logra agregando un poco de fruta, como manzanas, bayas o rodajas de naranja, al hidromiel durante el proceso de fermentación, con lo que obtendrás un hidromiel ligeramente afrutado llamado melomel.

. . .

¿Sopa endulzada? ¡Por supuesto! La miel es un ingrediente común en bisques ligeramente dulces, todo tipo de sopas de zanahoria, fruta, camote y calabaza, y en sopas condimentadas con curry, jengibre o chipotle.

No tienes que hacerla dulce, por supuesto (aunque seguramente encontrarás sopas de postre). Simplemente puedes hacerlo más complejo y equilibrado. En las sopas de chirivía o coliflor, la miel agrega un toque de dulzura que suaviza el amargor potencial del ingrediente principal, y las sopas picantes se benefician de la dimensión agregada de toque dulce que probablemente solo notarías si no estuvieras allí.

Intenta rociar un poco de miel en tu receta favorita de sopa picante (¡o chile!) justo antes de servirla para una nueva versión de un clásico de invierno.

Una dulce ventaja de la miel es el grosor. Debido a que la miel es tan viscosa, puede ayudar a crear una sopa más espesa para recetas que se sirven a temperatura ambiente o tibia.

Mucha gente piensa en los frijoles horneados como un plato con sabor a melaza, pero la melaza es realmente solo una opción en este modo de barbacoa-picnic. La miel es una manera maravillosa de ayudar a endulzar los frijoles horneados mientras produces algo un poco diferente de lo normal.

Debido a que la miel no tiene un sabor tan fuerte como la melaza, puede abrirte a una interesante variedad de sabores. Muchas recetas de frijoles con sabor a chipotle, mezquite, ron y bourbon requieren miel, a menudo, además, pero a veces en lugar de melaza.

Ten en cuenta que la miel puede producir un resultado final más ligero. Si tus frijoles deben estar oscuros, usa la miel más oscura que puedas encontrar.

La miel de trigo sarraceno es una de las más oscuras. Este tipo de miel, producida a partir del néctar de las flores de trigo sarraceno es una variedad extra oscura y se cree que favorece significativamente a la cantidad de antioxidantes que, por ejemplo, la miel de trébol más común y más ligera.

¿Una forma de asegurar un pan de plátano húmedo?

¡Asegúrate de que la receta requiera miel! Todo tipo de panes rápidos, desde plátano, calabacín y maíz hasta cerveza con hierbas y con queso, se benefician de la dulzura y la textura de la miel. La miel agrega un sabor distintivo pero suave a los panes sin levadura de horneado rápido, que pueden ser deliciosamente fáciles de preparar (¡sin esperas, sin amasar!).

La miel es dulce pero no demasiado dulce, por lo que es perfecta para los perfiles de sabor más sabrosos, como el pan cheddar que se sirve con esos frijoles horneados con miel, y ayuda a lograr la humedad que es necesaria para cualquier gran pan rápido. También encontrarás que el pan se mantiene fresco por más tiempo, ya que, como ya sabemos, la miel actúa como conservante natural.

La calidad pegajosa de la miel la hace especialmente adecuada para un tipo particular de producto horneado: la barra de refrigerio suave y masticable. La miel conserva su textura húmeda, pegajosa y flexible incluso después del horneado, lo que significa que las barras de granola, las barras de mezcla de frutos secos y las barras de cereales son productos de miel de primera.

Es increíblemente fácil hacer tu propia alternativa más saludable a la que se compra en la tienda: básicamente, solo estarás mezclando avena y/u otros granos integrales, miel, un huevo, mantequilla o aceite y cualquier bocadillo delicioso que tengas en la cocina. El crujido de las nueces y semillas y la acidez de las cerezas secas o los arándanos sin azúcar son complementos perfectos para la textura y dulzura únicas de la miel.

Puedes variar fácilmente tanto la dulzura como la facilidad para masticar aumentando o disminuyendo la cantidad de miel que agregas sin dañar el resultado, así que siéntete libre de personalizar a voluntad. Eso sí, cuando produzcas barras caseras a base de miel, recuerda cortarlas mientras estén calientes. Incluso las barras más masticables serán difíciles de cortar si las dejas enfriar por completo.

Finalmente, uno de los usos más obvios, y más sabrosos, de la miel es en los dulces. Las galletas y los pasteles se prestan maravillosamente al sabor ultra dulce y la textura pegajosa de la miel.

La miel es incluso más dulce que el azúcar y tiene su propio sabor único. Hay un montón de recetas que piden específicamente la miel como edulcorante principal en lugar del azúcar blanco, lo que resulta especialmente atractivo para quienes buscan un edulcorante más natural en sus postres horneados.

Sin embargo, no creas que tienes que dejar de lado tus recetas favoritas si quieres utilizar la miel allí. Recuerda que puedes experimentar con miel como sustituto: por cada taza de azúcar en la receta, usa 3/4 taza más una cucharada de miel. Mantente atento/a al tiempo de horneado, porque como ahora sabes, los dulces a base de miel a menudo se doran más rápido que los a base de azúcar. El resultado no tendrá exactamente el mismo sabor que la receta original, pero es posible que descubras que te encanta el nuevo ángulo de un viejo favorito.

6

La miel y la belleza

Cuenta la leyenda que la miel era una parte importante del régimen de belleza de la reina Cleopatra de Egipto. ¿Sabía algo que mucha gente de su tiempo no había descubierto? Yo digo que sí. En ese momento, la investigación aún no lo había demostrado, pero los egipcios probablemente se habían dado cuenta de las propiedades humectantes de la miel. Debido a las acciones de las abejas sobre el agua, la miel tiene la capacidad de atraerla y retenerla, lo que la convierte en una increíble crema hidratante para la piel, el cabello y las uñas, manteniéndolas bien hidratadas y saludables.

Esta es la razón por la que muchos fabricantes utilizan miel como insumo para hacer humectantes, baños de burbujas, exfoliantes faciales, cremas de manos y otros productos de belleza.

Sin embargo, el contenido de miel que incluyen a menudo es demasiado pequeño para que se pueda obtener el beneficio completo de las acciones de la miel en tu cuerpo.

Agregar algunas gotas más de miel a tu régimen de cuidado de la piel, las uñas y el cabello podría marcar la diferencia en tu apariencia. Sin embargo, recuerda que no importa cuánto cuidado externo pongas en tu cabello, uñas y piel, todo comienza en el interior.

Respalda cualquier régimen de belleza que apliques bebiendo al menos ocho vasos de agua, durmiendo de siete a ocho horas, haciendo ejercicio durante al menos treinta minutos cada día y comiendo una dieta equilibrada y en porciones adecuadas compuesta de granos integrales y carnes magras, verduras, lácteos y frutas.

Puedes mantener el envejecimiento a raya sin la necesidad de gastar cientos, incluso miles de dólares, en cremas y procedimientos antienvejecimiento para retrasar el envejecimiento. Todo lo que necesitas usar es miel en tu baño de manera semanal (o quincenal). Agrega ¼ de taza de miel, 2 tazas de leche y unas gotas de aceites esenciales como aceite de árbol de té o aloe vera a un baño caliente.

En una taza separada, mezcla ¼ de taza de leche y una cucharada de miel, luego masajea tu cara asegurándote de esparcirla en las áreas que son más susceptibles al envejecimiento, como los lados de los ojos, la frente y el cuello. Ingresa al baño y sumérgete en él durante quince minutos a una hora.

Una vez que hayas terminado, enjuágate con una ducha rápida (muy rápida), sécate con palmaditas y luego masajea tu piel con aceite de bebé. El aceite de bebé sellará la humedad que la miel atrajo a tu piel. Incluye un humectante con miel en su etiqueta y un protector solar fuerte en tu régimen de cuidado de la piel y pronto notarás un suavizado y luminosidad distintivos en su piel, así como un resplandor.

La mezcla de leche y miel en tu cara también es buena para el acné u otras imperfecciones como las espinillas.

· · ·

Aunque la miel es un antibacteriano, también tiene propiedades antiinflamatorias y es lo suficientemente suave como para no agravar la piel cuando se trabaja con las imperfecciones. Puedes usarlo todas las noches para enjuagar tu rostro después de una limpieza rápida y antes de aplicar tu crema hidratante nocturna.

La mayoría de los hombres técnicamente se dan un facial al afeitarse y lavarse. Sin embargo, muchas mujeres no pueden afeitarse y, por lo tanto, experimentan una acumulación de piel seca que podría provocar acné y problemas en la piel. Por lo tanto, es importante darse un tratamiento facial al menos una vez a la semana y como máximo tres veces a la semana.

El tratamiento facial de miel es muy fácil. El primer paso es limpiar tu piel. Combina una cucharada de miel y el jugo de un limón y limpia tu cara con toallitas antibacterianas o una toalla facial tibia, luego masajea la mezcla en tu piel y déjala durante cinco a diez minutos. El limón eliminará los aceites y la suciedad persistentes, mientras que la miel iniciará el proceso de atraer la humedad a la piel.

. . .

Limpia la mezcla con una toalla tibia. Una vez que hayas limpiado tu piel, es hora de frotarla. Para preparar un exfoliante facial todo lo que necesitas es una pasta compuesta por dos cucharaditas de miel y dos cucharaditas de canela, azúcar, almendras o ½ taza de avena (en realidad, cualquier condimento que tenga partículas distintas servirá).

Frota la pasta en tu cara en pequeños círculos frotando tu piel con ella. Deberías poder sentir las partículas rodando sobre tu piel. Deja que el exfoliante repose sobre tu piel durante unos cinco minutos mientras preparas una mascarilla facial.

La mascarilla se elabora mezclando 1 cucharada de miel, el jugo de ½ limón (que es un abrillantador natural de la piel), ½ aguacate (o 1 huevo) y 1 cucharadita de aceite de oliva. Cúbrelo y guárdalo para usarlo en unos quince minutos.

Quítate el exfoliante de la cara con agua tibia y luego el exfoliante facial. Después, vierte agua hirviendo en un balde. Retira el cabello de la cara y luego baja la cara hacia el balde, sin tocar el agua. Cúbrete la cabeza con una toalla que sea lo suficientemente grande para cubrir tu cabeza y al menos parte del balde. Mantente en el vapor durante cinco a quince minutos.

Al vaporizar la cara se abren los poros para absorber mejor la humedad. Después, sécate la cara con palmaditas y luego aplica la mascarilla.

Asegúrate de masajear cada centímetro de tu piel, especialmente en aquellas áreas que puedan ser problemáticas, como los lados de los ojos donde se desarrollan las patas de gallo y la frente, donde la piel se arruga cuando frunces el ceño.

Coloca dos rodajas de pepino en la cara y acuéstate, boca arriba, durante quince a treinta minutos. Después, límpiate con una toalla facial tibia y humedece.

Limpia tu piel con el humectante que prefieras. Tu rostro debe sentirse limpio, suave y radiante después de tu tratamiento facial. El efecto durará de dos a tres días y si lo haces constantemente notarás que el efecto dura mucho más.

· · ·

Si tienes codos o rodillas ásperas, considera hacerles el mismo tratamiento. En lugar de cocer al vapor, simplemente presiona una prenda de lavado muy tibia en el área problemática de la piel. También puedes suavizar tus manos y pies.

Tu cara no es el único lugar donde puedes cuidar mejor usando miel. ¿Sabías que además del rostro, las manos son las zonas de tu cuerpo que más muestran tu edad?

Si las cuidas bien, nunca tendrás que preocuparte de que la gente asuma que eres mayor de lo que realmente eres.

Para darte un tratamiento de pedicura y manicura con miel, primero deberás quitarte el esmalte de las uñas con el removedor de tu elección. Una vez que las uñas de las manos y los pies estén libres de esmalte, recórtalas y límalas según la longitud y la forma que elijas. Prepara un exfoliante para usar durante diez a quince minutos.

El exfoliante consiste en una pasta de cuatro cucharadas de miel, cuatro cucharadas de sal marina y una cucharada de aceite de oliva, una vez que la mezcla esté hecha, déjala reposando. A continuación, prepara un cuenco de 4 litros de agua, ¼ de taza de miel (o más), unas gotas de aceites esenciales y tu champú para el cabello. Remoja tus uñas en esta agua durante diez a quince minutos y luego frótate las manos y los pies. Con un empujador de cutículas, retira las cutículas de las uñas y limpia los bordes de las uñas.

Para tus pies, usa un rallador de pies y/o piedra pómez para fregar en las partes más ásperas. Es posible que también desees dejar correr el agua y la piedra pómez sobre el resto de las piernas.

Pule la superficie de las uñas de las manos y los pies con una lima, luego enjuaga con agua jabonosa.

Extiende el exfoliante que preparaste sobre los brazos (hasta los hombros) y las piernas (desde los pies hasta las rodillas o más). Frota todo el exfoliante asegurándote de obtener cada centímetro de piel. Deberías poder sentir las partículas de la sal marina recorriendo toda tu piel.

Una vez que hayas terminado, usa agua con jabón para enjuagarte nuevamente. Si planeas afeitarte las piernas, este podría ser un buen momento para hacerlo mientras los folículos pilosos están relajados. Usa una toalla tibia para limpiar el agua jabonosa de tus brazos, manos, piernas y pies y luego enjuaga con agua tibia. Limpia y seca, luego aplica una crema hidratante de tu elección y esmalte de uñas (si es deseado).

Tu cabello también puede beneficiarse de un tratamiento con miel. Debido a sus propiedades humectantes naturales, la miel es una adición increíble a tu tratamiento acondicionador del cabello. Si deseas mantener la salud de tu cabello, los ingredientes que debes recolectar son cuatro cucharadas de aceite de oliva, cuatro cucharadas de miel y dos cucharadas de canela.

Mezcla estos ingredientes para formar una pasta. Con tu champú habitual (tal vez con una cucharada de miel agregada), lávate bien el cabello y luego enjuaga. Debido a que la miel es un humectante, no despojará completamente al cabello de sus aceites naturales.

La razón por la que esto es bueno es porque si tu cabello está completamente despojado de su propio aceite, desarrollará piel seca o caspa o tu cuero cabelludo compensará en exceso y, por lo tanto, producirá mucho más aceite de lo que necesita.

. . .

Una vez que el cabello esté húmedo, pero sin gotear agua, aplica la pasta sobre su cabello. Cúbrete el cabello con un gorro de ducha y déjalo de quince minutos a una hora (o más). Esta cobertura ayudará a que tu cabello se vaporice y absorba la mezcla. Ten en cuenta que cuanto más tiempo dejes la mezcla en tu cabello, más tiempo tendrás que trabajar en él.

Si deseas obtener mejores resultados, puedes agregar medio aguacate o un huevo y una cucharadita de aceite de oliva a la mezcla. Ten en cuenta que solo debes hacer la mezcla que necesites, pues todos estos ingredientes son perecederos y es probable que se echen a perder si se almacenan durante más de un par de horas.

Cuando se acabe el tiempo, lávate el cabello con agua tibia hasta que toda la mezcla haya desaparecido por completo. Puedes agregar un poco de esencia de vainilla al agua de enjuague si deseas que tu cabello huela mejor.

Seca tu cabello y luego humedécelo con una crema hidratante que tenga un poco de miel o contenido de coco.

Notarás que después de cada tratamiento, tu cabello está menos encrespado y más suave. Después de un tiempo, notarás menos puntas abiertas y un crecimiento más rápido.

Evita usar calor extremo en tu cabello para secarlo. Si no puedes dejar que se seque naturalmente, permanecer debajo de una secadora a temperatura media es mucho más saludable que planchar o usar un peine caliente, ya que estos métodos estresan a tu cabello. Usa el tratamiento capilar miel-canela dos veces por semana y pronto notarás un cambio en la salud de tu cabello.

La miel reclamó hace mucho tiempo el trono como la abeja reina del mundo de la belleza. ¿Escéptico/a?

Simplemente haz un viaje a cualquiera de tus tiendas de maquillaje de cualquier tipo de gama favorita o la farmacia para obtener una prueba de los múltiples usos de belleza de la miel. La verás en mascarillas faciales, champús, lociones, bálsamos labiales y más.

¿Por qué, exactamente, sin embargo, se utiliza la miel en tantos productos de belleza? Pues porque la miel tiene propiedades curativas naturales, particularmente para la curación de heridas. También puede promover la formación de colágeno, lo que lo convierte en un gran anti-envejecimiento. Es por eso que cada una de las recetas que acabas de leer, funciona.

Aun así, eso no significa que las cosas que vienen en la botella con forma de oso en la tienda de comestibles solucionarán mágicamente todos los problemas de tu piel. Los expertos dicen que la mejor miel para uso de belleza es cruda y sin pasteurizar.

Ya sabemos que existen muchas variantes de miel, dependientes de la flor en la que se basan, pero los expertos insisten en que la opción que mejores resultados tienen es la miel de trigo sarraceno (una miel oscura hecha del néctar de este trigo, tan famosa que se ha mencionado múltiples veces en este libro) debido a sus altos niveles de antioxidantes.

Si tienes problemas para encontrar un poco de este tipo de miel, puedes decidirte por cualquier tipo de miel oscura y cruda: cuanto más oscura sea la miel, mayor será el recuento de antioxidantes y mejor para tu rutina de belleza.

· · ·

Hay muchas maneras en las que la miel puede ayudarte a mejorar en este juego de la belleza, y la primera y más común, es la mascarilla facial hidratante. Ya sabes cómo hacerla, pero aquí va por qué es tan buena: con sus efectos humectantes y calmantes, la miel cruda puede hidratar la piel, dejándola suave, radiante y luminosa. Los azúcares de la miel actúan como humectantes y emolientes naturales que aumentan el contenido de agua y reducen la sequedad de la piel incluso después de haberla lavado.

Y (para todos los lectores de etiquetas), si puedes encontrar miel cruda con una alta concentración de otros productos apícolas como la jalea real, que es ideal para estimular el colágeno; propóleo, que es antiinflamatorio y antibacteriano (por lo tanto, una gran ventaja para la piel propensa al acné); o polen que "contiene un compuesto llamado rutina que ayuda a drenar los capilares" y suaviza las imperfecciones, puedes llevar tu rutina a un nivel superior.

Incluso, más allá de hacer una mascarilla completa, puedes simplemente aplicar miel cruda directamente sobre la piel y dejarla actuar hasta por 20 minutos, luego enjuagar de manera suave y masajear bien con agua. Sentirás buenos resultados.

. . .

Dado que también sabemos que la miel cruda se cristaliza con el tiempo, los pequeños gránulos actúan como un exfoliante suave. Comienzan a descomponerse cuando entran en contacto con el agua y el calor de tu piel, lo que los convierte en un exfoliante más suave que el de las cosas más duras compradas en la tienda. Y dado que es antibacteriano, puedes usarlo para tu lavado facial diario.

Ya tenemos una receta, pero otra opción es calentar la miel en tus manos frotándola primero entre los dedos, luego aplicándola directamente sobre la piel con movimientos circulares. Debes dejarla actuar unos minutos antes de masajearla con una toalla húmeda.

Además, las propiedades antioxidantes de la miel (particularmente la miel de trigo sarraceno) nutren la piel dañada y ayudan al proceso de curación de cicatrices, según los expertos. Y para la ventaja adicional de antiinflamatorio, debes poner atención a la miel con infusión de propóleo, que puede ayudar a atenuar la apariencia de las estrías y la decoloración de la piel.

. . .

Pruébalo masajeando la miel cruda directamente en el área afectada con un movimiento circular durante uno o dos minutos, luego enjuaga suavemente.

Las propiedades antisépticas naturales de la miel también ayudan a prevenir infecciones y protegen las heridas, lo que puede reducir las cicatrices y acortar el tiempo de curación. Los antioxidantes en la miel (particularmente la miel de Manuka) están más que listos para servir como un remedio natural para nutrir tu piel dañada y devolverla a su gloria inmaculada.

Puedes intentar aplicar un poco de miel cruda directamente en el área afectada y dejarla reposar durante uno o dos minutos, enjuagando luego con agua tibia. Si es un proceso demasiado pegajoso, puedes ir a la farmacia para obtener un tratamiento para heridas de marca con infusión de miel que no será tan espeso.

Otro beneficio es que la miel de trigo sarraceno es un gran remedio casero para el acné. Es un antiinflamatorio, que ayuda a reducir el enrojecimiento e hinchazón de las espinillas, y sus propiedades antibacterianas pueden ayudar a combatir las bacterias que causan el acné, especialmente si está infundido con propóleo.

. . .

Además, debido a que la miel mantiene la piel bien hidratada y equilibrada, ayuda a controlar la producción de grasa, por lo que puedes aplicar miel cruda directamente sobre el brote y luego enjuagar con agua fría después de 10 a 15 minutos.

También puedes mejorar tus objetivos de relajación y bañarte con miel, similar al proceso que revisábamos anteriormente. Los poderes hidratantes de la miel dejarán tu piel suave como la seda. Puedes intentar esto en casa mezclando dos cucharadas grandes de miel cruda en una taza de agua caliente hasta que la miel se disuelva, y después vertiendo esta mezcla en una tina de agua tibia para remojar. También puedes usar una versión prefabricada si ese es más tu estilo.

Dado que la miel es un humectante natural (también conocido por la manera en la que atrae la humedad hacia la piel), puede ayudar a mantener la piel alrededor de las cutículas feliz y sin descamación. Toma una botella de miel que contenga jalea real, otro producto de las abejas, ya que es un constructor de colágeno. Ese ingrediente agregado dará nueva vida a tus uñas y fortalecerá la piel que las rodea.

. . .

La técnica es frotar de manera vigorosa miel cruda sobre cada cutícula y después de masajear, dejar actuar de cinco a 10 minutos antes de enjuagarla.

Algo que ya mencionamos es que la miel es naturalmente un acondicionador perfecto porque es un humectante y retiene y atrae la humedad, manteniendo tu cabello con una sensación suave y saludable, así que al usarla tus hebras se sentirán suaves, nutridas y tendrán mucha vida y rebote.

Además de la opción que ya tenemos, otra más es mezclar un cuarto de taza de miel cruda orgánica con suficiente agua fresca para diluirla y esparcirla por tu cabello. Aplícalo en el cabello húmedo después de lavarlo con champú durante unos minutos, luego enjuaga con agua tibia.

Todo lo que hace que la miel sea un excelente humectante para la piel también la hace ideal para los labios agrietados. Los beneficios hidratantes mezclados con enzimas naturales, antioxidantes y minerales funcionan bien para hidratar los labios, así que puedes aplicar miel cruda directamente en los labios, dejándola actuar unos minutos y luego lavándola (además de benéfico, ¡con dulce sabor!).

La miel puede evitar que el cabello se seque porque es muy eficaz para retener la humedad y mantener los mechones suaves y elásticos. Actúa como un suavizante natural, por lo que otra opción es una mascarilla para el cabello de plátano y miel, combinando dos plátanos muy maduros, media taza de miel sin procesar y un cuarto de taza de aceite de oliva.

Mezcla los ingredientes hasta que quede suave y luego aplícalo en tu cabello y cuero cabelludo. Debes dejarlo actuar durante unos 20 a 25 minutos, luego enjuagar la mascarilla con agua fría o tibia y champú. Peina el cabello para eliminar los restos de mascarilla y enjuaga de nuevo. Esta mascarilla se puede utilizar dos o tres veces al mes.

Cuando comes miel, ésta provoca un aumento lento y constante de insulina, que se convierte en serotonina y melatonina, dos sustancias químicas que te ayudan a conciliar el sueño. Y, si eres de las personas que se despiertan en medio de la noche, una cucharada de miel te ayudará a permanecer dormido/a ya que ésta ayuda a almacenar el glucógeno en el hígado, algo que el cerebro necesita para mantenerte dormido/a y poder conciliar tus buenas ocho horas de ensueño.

Pruébalo comiendo una cucharada de miel 15 minutos antes de acostarte. O, si despertaste en medio de la noche y esto es algo que regularmente te causa problemas, tómate una cucharada para volver a dormir.

Finalmente, es importante decir que las propiedades anti-inflamatorias, antibacterianas y restauradoras de la humedad de la miel son súper calmantes para una quemadura picante e irritada (incluso una quemadura solar). Además, su grosor actúa como una barrera contra cualquier infección que pueda intentar abrirse camino hacia la quemadura, por lo que en general no es necesario cubrirla con una gasa después de aplicar la miel.

Así, cuando lo necesites, limpia la quemadura y luego frota unas gotas de miel en el área para dejarla reposar todo el tiempo que desees (lo cual, advertencia, se ensuciará) antes de enjuagar. Vuelve a aplicar según sea necesario.

· · ·

Todos estos consejos te ayudarán a implementar un insumo tan preciado como lo es la miel en tu rutina diaria de belleza y cuidado de la piel, dándote una opción más asequible para cuidar de ti mismo/a y de aprovechar los múltiples beneficios que esta deliciosa sustancia viscosa nos ofrece.

7

Cómo encontrar, almacenar y utilizar nuestra miel

LA MIEL ES un producto muy útil, pero si no se adquiere, almacena y / o utiliza correctamente, pierde su calidad y en algunos casos puede ser peligrosa. En este capítulo, discutiremos las buenas prácticas generales en lo que respecta a dónde encontrar tu miel, cómo almacenarla y cómo usarla.

La miel está disponible en casi todas partes, pero eso no significa que cada frasco etiquetado como miel sea buena miel. Lo primero que debes considerar antes de comprar miel es dónde la comprarás. Es probable que la miel en tu supermercado local haya sido calentada, procesada y pasteurizada para aumentar su vida útil. La mayoría de las recetas del libro funcionan mejor cuando se usa miel cruda.

. . .

Puedes comprar esta miel procesada, pero no esperes resultados tan rápidos. También es necesario que revises la etiqueta para asegurarte de que la tienda no haya agregado jarabe de maíz a la miel. Quieres miel pura, eso significa ¡sin aditivos!

Si quieres miel cruda, tendrás que ir un poco más lejos que la tienda de la esquina. Tu primera parada debe ser una tienda de alimentos integrales. Por lo general, encontrarás miel pura sin pasteurizar allí y tal vez incluso a un precio más barato. Si no puedes encontrar ninguna de estas tiendas, visita el mercado de agricultores.

Lo bueno de los mercados de agricultores es que puedes conocer a los productores de tu miel para poder hacerles preguntas sobre cómo manejan sus colmenas y el estado general de su miel. En algunos casos, incluso puedes conseguir mejores precios (no negociando, pues es necesario que los agricultores, en todas las ramas existentes, reciban precios justos por sus productos) al comparar entre una producción y otra.

. . .

Tenemos una opción más, que es visitar directamente a un apicultor. Si no conoces ninguno, todo lo que necesitas hacer es visitar las páginas amarillas de tu ciudad o área, pues lo más probable es que encuentres un apicultor allí. Muchos apicultores venden su miel en el lugar en el que la cosechan, lo que te permitiría ver la miel en el proceso de elaboración. Debido a que estás viajando a la fuente, lo más probable es que el precio de su miel sea menor.

Al comprar miel, la regla general es que, cuanto más oscura es la miel, mejor es su calidad, más fuerte es su sabor y más fuertes son sus propiedades antioxidantes y antibacterianas.

Puedes hacer tu propia miel y esto es un esfuerzo emocionante. También es atractivo porque con tu propia miel tienes la garantía de que es natural y pura; sin embargo, antes de decidir aventurarte en la fabricación de miel, asegúrate de estar comprometido/a con todo el proceso, estar dispuesto o dispuesta a aprender y que pueda pagar los suministros necesarios para montar tu propia operación de fabricación de miel, sin olvidar, claro está, todas las precauciones necesarias.

. . .

Algunas cosas que deberás hacer antes de comenzar una operación de apicultura y recolección de miel incluyen asegurarte de tener suficiente tierra para tu esfuerzo.

Las abejas y los humanos no coexisten bien, así que necesitarás suficiente espacio para que las viviendas humanas y las colmenas estén muy separadas unas de otras (claro, esto dependerá del tipo de colmena que elijas).

Las abejas también necesitarán estar al lado de un jardín de flores de algún tipo donde puedan recolectar néctar, de lo contrario, ¿dónde obtendrán los materiales para hacer la miel? También debes comprender las complejidades de cómo las abejas producen miel. Lo que leíste en la introducción de este libro y sus primeros capítulos es solo la versión abreviada de todo lo que necesitarás saber para asegurarte de que les has dado a tus abejas las condiciones adecuadas para producir miel de calidad.

Hay clases y talleres en las que puedes aprender esto, así como tutoría con otros apicultores que te podrían enseñar cómo llevar a cabo una operación apícola exitosa, cómo garantizar el control de calidad y mantener la calidad, qué suministros necesitas y dónde conseguirlos, así como cómo cosechar tu miel de manera segura. Asegúrate de consultar con profesionales, incluso puedes llegar a convertirte en proveedor o proveedora de otros amantes de la miel.

La miel debe almacenarse a temperatura ambiente, en un mostrador de la cocina o en un estante, pero nunca en el refrigerador. Las temperaturas frías harán que la miel se cristalice. La mayoría de las veces, estos cristales hacen que tu miel parezca sólida y algo vieja, sin embargo, la cristalización no significa que tu miel sea vieja, solo necesita ser decristalizada.

Para lograrlo, todo lo que necesitas hacer es hervir agua en una cacerola y apartarla del fuego. Destapa después el recipiente que tiene la miel y colócalo dentro del agua, a baño maría. Deja tu miel en esta agua caliente hasta que se haya convertido en una sustancia viscosa nuevamente.

Después de todo, surge la pregunta ¿quién no debería tomar miel? La mayoría de las personas pueden tomar miel siempre y cuando no presenten problemas de salud. Sin embargo, debes tener cuidado con los niños, especialmente con los menores de un año. Los recién nacidos no han desarrollado inmunidad contra la bacteria del botulismo. La miel cruda puede contener algunas de sus esporas y causar botulismo.

Eso no significa que no puedan tenerla del todo, solo debes asegurarte de que cualquier introducción a su comida sea en situaciones en las que la miel se cocinará, por ejemplo, en avena u otras papillas.

¿Cuánto es demasiado? Hablando de miel, ¿cuánto necesitas tomar cada día para disfrutar de sus dulces y saludables beneficios? Menos de lo que piensas. Como con cualquier cosa en la vida, consume demasiado y perderás todos los beneficios que brinda. La cantidad que puedes usar en tu piel es ilimitada siempre y cuando no solo gotees miel. Sin embargo, tendrás que racionar la cantidad que entra en tu boca. De tres a cinco cucharadas de miel al día es más que suficiente para un adulto.

No pienses en tu consumo de miel en términos de "cuánto puedo comer". En lugar de eso, piensa en ello como "¿cuánta azúcar en mi dieta puedo reemplazar con miel?". La miel no es un alimento, por lo que no tienes que comerla hasta que estés satisfecho/a. Úsala como lo harías con la sal: un poco sirve para mucho.

8

Una rápida revisión a las abejas y su gran importancia

LAS ABEJAS, incluidas las abejas melíferas, los abejorros y las abejas solitarias, son muy importantes porque polinizan los cultivos alimentarios. La polinización es cuando los insectos mueven el polen de una planta a otra, fertilizando las plantas para que puedan producir frutas, verduras, semillas, y demás. Si todas las abejas se extinguieran, se destruiría el delicado equilibrio del ecosistema de la Tierra y afectaría el suministro mundial de alimentos.

Hay más de 800 especies de abejas silvestres en Europa, siete de las cuales están clasificadas por la Unión Internacional para la Conservación de la Naturaleza (UICN) como "en peligro crítico". Otras 46 especies están clasificadas "en peligro", 24 son "vulnerables" y 101 están "casi amenazados". Son datos alarmantes.

. . .

Si bien es poco probable que todas las especies de abejas desaparezcan en el corto plazo, la pérdida de estas especies amenazadas aún tendría un gran impacto en la polinización en todo el mundo, acabando con diversas especies de plantas, algunas de las cuales dependemos para nuestro alimento.

Pero el problema va mucho más allá de las abejas. De hecho, las abejas son responsables de solo un tercio de la polinización de los cultivos y de una proporción muy pequeña de la polinización de las plantas silvestres (que aún es importante). Hay una amplia gama de otros insectos, incluidas mariposas, abejorros y moscas pequeñas que hacen el resto del trabajo, y parece que estos insectos también están en problemas.

Un estudio reciente sugiere que hasta el 40% de las especies de insectos del mundo están en declive. Los insectos se enfrentan a tasas de extinción ocho veces más altas que los vertebrados. En Alemania, los científicos han registrado pérdidas de hasta el 75% de la masa total de insectos en áreas protegidas.

. . .

Estas tendencias llevan a los científicos a creer que alrededor de un tercio de todas las especies de insectos, es decir, casi 2 millones, pueden estar en peligro de extinción. Y esa cifra crece en más de 100.000 especies cada año. Sin embargo, faltan datos concretos sobre las especies de insectos amenazadas, con solo 8.000 registros evaluados por la UICN.

Revisaremos de manera rápida un resumen de lo que los científicos creen que son las principales causas de la disminución de la diversidad y abundancia de insectos, y posteriormente descubriremos algunas alternativas que podemos comenzar a aplicar, para no llegar a perder nuestra preciada miel, y más allá, enfrentar todas las consecuencias que un declive poblacional podría ocasionar.

Especies invasivas

Los depredadores invasores, los parásitos y las bacterias causantes de enfermedades llamadas "patógenos" han sido culpadas del colapso de las colonias de abejas en todo el mundo. Recientemente, la propagación del avispón asiático, *Vespa velutina nigrithorax*, en Europa ha causado una gran preocupación. Esta especie se alimenta de las abejas melíferas y un solo avispón es capaz de matar una colmena entera.

Existe alguna evidencia de que las abejas silvestres en América del Norte han disminuido debido a enfermedades fúngicas y bacterianas. Por supuesto, en el pasado las abejas coexistieron con estos patógenos. El hecho de que los científicos hayan visto más abejas perdidas a causa de estas enfermedades en los últimos tiempos probablemente esté relacionado con la mayor exposición de las abejas a los pesticidas, que pueden dañar su sistema inmunológico.

Plaguicidas y pesticidas

La contaminación, particularmente por exposición a pesticidas, es una causa clave de la disminución de polinizadores. Hay tres tipos de pesticidas químicos ampliamente utilizados alrededor del mundo: insecticidas que atacan a las plagas de insectos, fungicidas que atacan a los patógenos fúngicos de los cultivos y herbicidas que atacan las malezas.

· · ·

Sabemos que una de las principales amenazas para nuestras queridas abejas es el uso de pesticidas tóxicos. Si bien los pesticidas están diseñados para matar plagas, debido a su intensa toxicidad, también están teniendo un efecto adverso en otros insectos, incluidas las abejas.

Los insecticidas contienen sustancias químicas que pueden matar a los polinizadores, por lo que son claramente una amenaza. Pero puede que no sean el mayor problema que experimentan los polinizadores: en realidad, los herbicidas se utilizan cinco veces más en la agricultura que los insecticidas. Estos herbicidas se dirigen a una gran variedad de plantas silvestres que las abejas necesitan para alimentarse.

Los planes de cultivo respetuosos con el medio ambiente recomiendan plantar franjas de flores silvestres en el borde de los cultivos, para proporcionar refugio seguro y fuentes de alimento para los polinizadores. Sin embargo, las nubes de herbicida a la deriva de los campos de cultivo pueden contaminar estas franjas de flores silvestres.

La investigación más avanzada sugiere que el glifosato (el herbicida de amplio espectro más utilizado alrededor del mundo, que penetra en el suelo, se filtra en el agua y cuyos residuos permanecen en los cultivos) puede afectar a los microbios intestinales de las abejas, lo que puede tener consecuencias devastadoras para su salud.

Los neonicotinoides en particular causan mucho daño a las abejas, ya que cuando se rocían sobre las plantas se absorben.

Entonces, cuando una abeja llegue a polinizar dicha planta, el insecto ingerirá este pesticida, lo que puede dañar seriamente el sistema nervioso central de la abeja. Cuando se rocían algunos pesticidas sobre las plantas, las abejas los ingieren y dañan su sistema nervioso.

Aunque es probable que la exposición a herbicidas y pesticidas utilizados por los agricultores sea una de las principales causas de la disminución de los polinizadores, los productos químicos utilizados incluso por las autoridades de la ciudad y los jardineros civiles también pueden estar dañando a las abejas y otros insectos. Entonces, por el bien de las abejas, es mejor evitar usarlas siempre que sea posible.

Cambio climático

· · ·

Se cree que el cambio climático es uno de los principales impulsores de la disminución de las abejas silvestres.

Algunas abejas silvestres solo pueden sobrevivir en un rango estrecho de temperaturas. A medida que sus hábitats se vuelven más cálidos (o más fríos), los lugares donde pueden vivir se reducen.

Por ejemplo, algunos podrían verse obligados a vivir en altitudes más altas, donde hace más frío, lo que reduce el espacio en el que pueden existir, o viceversa. Este problema también puede llegar a convertir a ciertas especies en invasoras.

El cambio climático y el clima extremo que a menudo causa es un importante factor que contribuye al declive de las abejas. Interrumpe el comportamiento de anidación de abejas y altera los tiempos estacionales normales, lo que significa que las flores pueden florecer antes o después de lo esperado. Si bien la plantación de más árboles está ayudando a mitigar algunos de los efectos del cambio climático, no es suficiente, y sigue siendo un problema grave que podría resultar mortal para muchas de nuestras abejas.

· · ·

Destrucción del hábitat

La forma en que se cultiva la tierra se ha asociado con la disminución de la biodiversidad y la polinización.

La agricultura (principalmente la dedicada a los grandes monocultivos) destruye los tipos de espacios que las abejas usan para anidar, reduce la diversidad de alimentos que las abejas necesitan para alimentarse e incluso tiene un impacto más amplio en otros animales como aves silvestres, mamíferos y anfibios.

Un aumento en los desarrollos urbanos y los métodos agrícolas invasivos ha significado que muchas de las áreas que las abejas alguna vez llamaban hogar ya no existen.

Estos desarrollos son una amenaza tanto para las abejas como para los árboles y los bosques. En la naturaleza, varias especies de abejas anidan en árboles huecos, por lo que a medida que se destruyen más árboles, también lo hacen las "casas" en las que viven estas abejas. Los prados de flores silvestres y otras áreas con abundantes plantas con flores también están en grave declive, lo que significa que las abejas pierden un alimento importante recurso.

. . .

Parásitos y enfermedades

Los parásitos y las enfermedades son otra gran amenaza para las abejas. El ácaro Varroa, *Varroa destructor*, es un ácaro parásito que se adhiere al lomo de la abeja melífera, le transmite enfermedades y virus y gradualmente va perdiendo fuerza.

Es vital decir que la abeja melífera es uno de nuestros polinizadores más importantes. A menudo vista zumbando de flor en flor, es tan difícil imaginar una vida sin abejas como imaginar una sin árboles. Estos invertebrados alados trabajadores han existido durante millones de años, polinizando nuestras plantas y produciendo el dulce jarabe dorado que llamamos miel.

Lamentablemente, un mundo sin abejas se está volviendo cada vez más una posibilidad, ya que estos importantes insectos están en grave declive. Si las abejas se extinguieran, el planeta podría tener serios problemas, porque estas criaturas son una parte integral de la mayoría de los ecosistemas.

. . .

¿Por qué son importantes las abejas? Si bien para muchos son simplemente los insectos voladores borrosos que vemos lanzándose entre las flores durante los meses más cálidos, las abejas son en realidad mucho más que esto y tienen un papel importante que desempeñar en el mantenimiento de nuestro planeta. Donde los árboles y los bosques son esenciales para filtrar nuestro aire, las abejas son vitales tanto para polinizar los alimentos que necesitamos para sobrevivir como para polinizar muchos de los árboles y flores que proporcionan hábitats para la vida silvestre.

Son polinizadores perfectos. Según la Organización de las Naciones Unidas para la Agricultura y la Alimentación, aproximadamente el 80% de todas las plantas con flores están especializadas para la polinización por animales, en su mayoría insectos (que incluye a las abejas).

La polinización es crucial porque muchas de nuestras verduras, frutas y los cultivos que alimentan a nuestro ganado dependen de ella para ser fertilizados, por lo que sin ella podríamos pasar hambre. Las verduras como el brócoli, los espárragos y el pepino dependen de la polinización de las abejas, al igual que los albaricoques, las fresas, las manzanas, los tomates y las almendras.

. . .

Si bien existen otros métodos de polinización, que incluyen el viento, las aves, los murciélagos y otros insectos, las abejas silvestres se encuentran entre los polinizadores más importantes porque son capaces de polinizar a una escala mucho mayor. Se ha estimado que a los agricultores del Reino Unido les costaría la increíble cantidad de 1.800 millones de libras esterlinas al año polinizar manualmente sus cultivos, lo que enfatiza aún más la importancia de las abejas.

Además de ser polinizadores, las abejas melíferas, *Apis mellifera*, también producen miel, que es el tema que nos reúne en estas páginas. Este líquido dorado, dulce y delicioso es un producto valioso no solo por su sabor a sacarina, sino también por sus propiedades medicinales y el hecho de que es muy denso en energía.

Ante todo, y sabiendo que son tan importantes, debemos recordar que las abejas están en declive a escala mundial debido a que enfrentan muchas amenazas, desde la pérdida de hábitat hasta el uso de pesticidas tóxicos, como se estableció al inicio de este capítulo.

Muchas de las amenazas a las abejas comparten paralelos con las amenazas a los árboles y los bosques, por lo que salvar abejas va de la mano con salvar árboles y ecosistemas enteros. Si estas amenazas no se controlan, podríamos estar mirando hacia un futuro sin abejas.

Afortunadamente, no es demasiado tarde para ayudar a salvar a las abejas de la extinción. Hay muchas cosas que puedes hacer para ayudar a proteger a estas importantes criaturas, la mayoría de las cuales se pueden hacer desde la comodidad de tu propio jardín, desde tu terraza o patio de servicio.

Llena tu jardín de flores aptas para las abejas

Una de las formas más fáciles de ayudar a las abejas es plantando flores aptas para las abejas en tu jardín, o conservándolas al aire libre en macetas. Las abejas prefieren una amplia gama de plantas con flores, incluidas la dedalera, el trébol de patas de pájaro y el trébol rojo, que puedes cultivar fácilmente.

Necesitarás especies de plantas que sean capaces de proveer de polen a las abejas durante todo el año y que, además, sean ricas en néctar. Aunado a esto, se recomienda que no cultives plantas ornamentales populares, pues puede que no sean capaces de contener sustancias útiles para las abejas.

. . .

Si puedes plantar en franjas, para facilitar el trabajo de los polinizadores, mejor; y puedes incluso incluir algunos arbustos, flores silvestres, o permitir que en tu césped crezcan los tréboles, además de conservar los pequeños charcos de agua y lodos que servirán para hidratación y construcción.

Proporcionar refugio a las abejas.

Como la mayoría de los invertebrados, las abejas necesitan refugio para anidar e hibernar.

Puedes crear tu propio refugio o comprar un hotel para abejas ya hecho; simplemente cuélgalo en un lugar soleado y protegido en tu jardín y observa cómo las abejas llenan los tubos durante la primavera y meses de verano.

Deja de usar pesticidas

Los pesticidas son una de las amenazas clave para las abejas, por lo que una forma de ayudarlas es dejar de usarlos en tu propio jardín o tus cultivos. Algunas plagas proporcionan alimento para polinizadores cruciales, por lo que dejarlas controladas de forma natural es la mejor opción si deseas ayudar a salvar a las abejas.

Ayuda a una abeja necesitada

A menudo, durante los meses de verano, es posible que veas una abeja solitaria sentada inmóvil en el suelo. Si bien es fácil suponer que podría estar muerta o moribunda, lo más probable es que esté realmente agotada y necesite un rápido estímulo.

Puedes ayudar a una abeja cansada mezclando dos cucharadas de azúcar blanca granulada con una cucharada de agua, colocándola cerca de la abeja para que se sirva sola con esta bebida energética casera; o incluso simplemente acercando un contenedor de agua con canicas adentro para permitir a la abeja sostenerse.

Si bien innumerables especies de insectos se están extinguiendo actualmente, las que quedan están ocupando su lugar, por lo que es poco probable que los cultivos dejen de ser polinizados en el corto plazo. Especies generalistas como el abejorro de cola amarilla, la abeja melífera europea y las pequeñas moscas negras comunes, que pueden sobrevivir en una amplia gama de temperaturas y condiciones, se convertirán en las principales especies que polinizarán nuestras fuentes de alimento, mientras que las especies más raras y especializadas disminuirán.

Pero a medida que las especies generalistas se mueven para ocupar el espacio dejado por las pérdidas de los especialistas, y los ecosistemas complejos se vuelven dominados por un par de generalistas, todo el sistema se vuelve mucho más susceptible a un solo cambio repentino. Los insectos forman la base de muchas intrincadas redes alimenticias, su declive resultará en una compleja cascada de impactos sobre los vertebrados, amenazando la estabilidad ecológica.

Nuestra responsabilidad es hacer todo lo que esté en nuestras manos para permitir la continuidad de las especies que están a nuestra merced, ¡y claro que no nos queremos perder de las delicias que su trabajo nos regala!

Extra: 52 datos interesantes sobre las abejas que producen nuestra miel

. . .

Aquí hay muchos datos sobre las abejas melíferas, incluidos breves fragmentos de información para comenzar, hechos generales, investigaciones científicas, puntos de interés históricos y un par de datos extravagantes sobre las abejas melíferas, ¡solo para crecer nuestro entusiasmo sobre esta especie y sus características tan preciadas!

1. La abeja melífera también se conoce como *Apis mellifera*. *Apis* es una palabra muy antigua probablemente con raíces egipcias, pero también está relacionada con la palabra griega para "enjambre". *Mellifera* significa 'portador de miel' en latín.

2. Solo las abejas hembras pueden picar, los machos (zánganos) no pueden picar. Si tú recibes un piquete, probablemente lo habrás recibido de un trabajador. Las abejas reinas pueden picar, pero permanecen cerca de la colmena, por lo que una picadura de una abeja reina sería muy rara.

3. Si la abeja reina se retira de la colmena, en 15 minutos, ¡el resto total de la colonia lo sabe!

4. Una colonia típica de abejas melíferas puede tener alrededor de 50.000 trabajadores.

5. Los machos de las abejas melíferas (zánganos) no tienen padre, ¡pero sí tienen un abuelo!

6. La abeja reina mide aproximadamente el doble de la longitud de una obrera.

7. Una abeja reina puede poner entre 2000 y 3000 huevos por día a medida que establece su colonia.

8. Las abejas melíferas se comunican a través de feromonas que se transmiten a través de la alimentación. A esto se le llama "trofalaxis".

9. Los zánganos (abejas melíferas macho) mueren después del apareamiento. ¡Pobres criaturas!

10. Las abejas melíferas en busca de alimento tienen que volar unas 55.000 millas para producir una libra de miel, visitando alrededor de 2 millones de flores.

11. Las abejas melíferas suelen volar entre 1 y 6 km en un viaje de búsqueda de alimento, pero también hasta 13,5 km (se ha registrado que también han existido vuelos de 20 km, pero sin trabajos de investigación que comprueben este hallazgo).

12. No es de extrañar que las abejas melíferas necesiten mucha energía. ¡Las abejas vuelan hasta 15 mph y baten sus alas 200 veces por segundo o 12,000 latidos por minuto!

13. Cada abeja melífera produce aproximadamente 1 doceava parte de una cucharadita de miel en su tiempo de vida.

14. La abeja melífera es el único insecto que produce un alimento ingerido por el hombre.

15. Las abejas melíferas usan sus patas delanteras, lengua, mandíbula y antenas para saborear.

16. Las antenas de las abejas melíferas son muy sensibles e importantes para saborear cosas. ¡Las puntas de las antenas tienen más de 300 sensores de sabor!

17. Se cree que las abejas melíferas, junto con otras especies de abejas, son descendientes de las avispas.

18. La abeja melífera es una de las criaturas más estudiadas científicamente del mundo después del hombre.

19. Las abejas melíferas pertenecen al orden de insectos 'himenópteros', orden que comparten con otras abejas, avispas, hormigas y moscas sierra.

20. El olor es importante para las abejas. Un estudio ha encontrado que las abejas son mejores para aprender nuevos olores por la mañana.

21. Las abejas comen néctar y polen, pero hay momentos en que la comida es escasa y pueden comer secreciones de insectos. También se sabe que comen un poco de fruta, como ciruelas y uvas.

22. La reina de la abeja melífera ciertamente debería vivir 2 años, pero incluso puede vivir 3 o 4 años, mientras que los zánganos viven una

media de 55 días, y las abejas obreras criadas en primavera pueden vivir solo 6 o 7 semanas (las criadas en otoño pueden vivir hasta 4-6 meses).

23. Los panales son celdas en forma de hexágono hechas de cera de abejas.

24. La estructura hexagonal de los panales permite a las abejas hacer un uso súper eficiente de la cera de abejas y protege contra el desperdicio.

25. El 'baile del movimiento' o el 'baile de las abejas' les permite a las abejas obreras informar a sus hermanas sobre lugares excelentes de comida y agua, o un nuevo hogar.

26. Como otras abejas, las abejas melíferas no pueden ver el color rojo. Sin embargo, pueden visitar flores rojas porque pueden ver los rayos U.V. en los patrones en las flores.

27. Al igual que con otros tipos de abejas, las abejas melíferas tienen 5 ojos: 3 ojos simples en la parte superior de la cabeza y 2 ojos compuestos, con numerosas facetas hexagonales.

28. Las abejas tienen ojos peludos.

29. Las abejas melíferas representan casi el 80% de la polinización de cultivos en los Estados Unidos de América, debido a la facilidad de

transportar colonias por todo el país (aunque cada vez más, algunas especies de abejas solitarias y abejorros se crían para la polinización). ¡Las abejas melíferas están polinizando activamente al menos en algún lugar de América del Norte durante todos los meses del año!

30. Para mantenerse calientes en invierno, las abejas se apiñan en un "grupo de invierno".

31. A menudo se piensa que las abejas melíferas viven en colmenas de abejas de madera hechas por humanos, pero, de hecho, una colonia de abejas melíferas en la naturaleza elegirá naturalmente construir un nido en cavidades, como el hueco de un árbol o una cueva, o alrededor de las casas, pueden incluso anidar en una chimenea sin usar.

32. ¿Alguna vez se preguntó si las abejas defecan? Sí, lo hacen, y son muy limpias al respecto.

33. La actividad de las abejas melíferas depende de la temperatura, más que de las estaciones, como es el caso de otras especies de abejas.

34. Las abejas melíferas son más activas entre 60 y 100 ° F, aunque pueden alimentarse a temperaturas tan bajas como 55 ° F. Por esta razón, los cultivos de almendros en California dependen de la polinización de las abejas melíferas, porque los árboles florecen en

febrero, antes de que muchas especies de abejas silvestres emerjan de la hibernación.

35. Los científicos han estudiado las abejas melíferas y han aprendido que las abejas melíferas duermen.

36. El cerebro de la abeja melífera es aproximadamente del tamaño de un pequeño grano de azúcar, pero los investigadores han descubierto que es sorprendentemente sofisticado. Específicamente, las abejas pueden comprender relaciones conceptuales como "igual o diferente" y "arriba o abajo", que se basan en relaciones entre objetos en lugar de simplemente en las características físicas de los objetos.

37. Los científicos han descubierto que las abejas melíferas pueden "votar" al tomar decisiones sobre dónde la colonia debería crear un nuevo nido. Las hembras de las 'abejas exploradoras' vuelan en busca de sitios potenciales e informan a la colonia, utilizando el famoso baile de meneo para informar al resto de la colonia sobre la ubicación del nido, y cuanto mejor sea el sitio potencial, más entusiasta será el baile de las abejas exploradoras. Si a otras abejas obreras les gusta el sitio del nido potencial, comienzan a imitar la danza, hasta que finalmente se ha logrado una "masa

crítica", con suficientes abejas obreras de acuerdo sobre el nuevo sitio del nido para que se tome una decisión.

38. Las abejas melíferas han sido entrenadas incluso para actuar como detectores de bombas. Los científicos han entrenado a las abejas melíferas para que reaccionen a cantidades diminutas de sustancias químicas que se encuentran en los explosivos. Los entrenadores recompensan a las abejas melíferas con agua azucarada cuando detectan correctamente un compuesto explosivo en particular, de modo que las abejas automáticamente sacan la lengua a la espera de una recompensa cuando detectan correctamente el compuesto.

39. Al reconstruir digitalmente el cerebro completo de la abeja melífera europea, *Apis mellifera*, los investigadores esperan algún día crear un robot volador autónomo que piense, sienta y actúe como el polinizador sofisticado; sin embargo, lo ideal es que mantengamos a nuestros polinizadores y miremos ¡después de ellos!

40. Se puede entrenar a las abejas melíferas para que detecten enfermedades en los seres humanos.

41. Las abejas melíferas han existido por más

tiempo que los humanos: ¡hay evidencia fósil de hace 150 millones de años!

42. La forma más temprana de guerra química probablemente se remonta a Turquía en el 65 a.C., y las abejas tuvieron un papel en ella, al producir miel tóxica (o "miel loca") después de alimentarse de una determinada planta.

43. Diferentes países han mantenido abejas de diferentes formas. Por ejemplo, en Europa, la gente tenía abejas en cestas de paja llamadas pinchos, o incluso en troncos de árboles adaptados para tal fin. En partes del Mediterráneo y Oriente Medio se utilizaron tinajas de barro.

44. Los antiguos egipcios y otras civilizaciones usaban la miel como alimento y medicina. También se usó en ofrendas y para embalsamar a los muertos. La cera de abejas se usaba en ritos mágicos, para preservar y también en medicina.

45. El apicultor real del rey Carlos II de Inglaterra dijo: "La abeja es un químico exquisito".

46. Los seres humanos han estado buscando abejas para obtener miel durante mucho tiempo. Pinturas rupestres mesolíticas en cuevas cerca de Valencia, España, muestran cazadores de miel trabajando. Se cree que estas pinturas datan de hace 6.000 años.

47. No fue hasta 1586 que se reconoció que la cabeza de la colonia de abejas melíferas es una reina hembra. Esta noticia fue popularizada por Charles Butler (el "padre de la apicultura inglesa") en su libro *"The Feminine Monarchie"* en 1609. Antes de eso, se suponía que el jefe de la colonia debía ser un hombre, un "rey". Incluso William Shakespeare, en Enrique V, se refiere a las abejas que viven en un reino, con un rey como gobernante.

48. La miel se puede fermentar para hacer un tipo de vino, llamado "hidromiel", que ya revisamos. La primera evidencia para la producción de hidromiel proviene del norte de China y se remonta aproximadamente al año 7000 a. C.

49. En 1791, durante la Revolución Francesa, el gobierno exigió un registro de todas las colmenas de abejas. La miel se utilizó como fuente de ingresos fiscales. Muchos apicultores que no deseaban pagar más impuestos destruyeron sus colmenas.

50. La miel se ha mencionado durante mucho tiempo en los libros sagrados religiosos e incluso se ha utilizado en ceremonias religiosas y simbolismos. La Biblia tiene muchas referencias a la miel (entre las más famosas

está la 'Tierra de leche y miel', pero también Proverbios 16:24.

51. Hay muchas referencias hindúes a la miel; incluso hay una diosa india de las abejas, Bhramari Devi, la palabra Bramari, que significa "abejas" en hindi. Krishna ha sido representado como una abeja.

52. Cuando apareció el personaje de ficción, Sherlock Holmes se retiró a Sussex Downs en Inglaterra, donde se convirtió en apicultor. Incluso hay un grupo llamado "Los apicultores jubilados" en Inglaterra que en realidad son un grupo internacional de entusiastas de Sherlock Holmes.

Conclusión

Puedes vivir mejor con miel. La miel es más que solo su dulzura. Espero que hayas descubierto algunos (sino muchos) usos nuevos de la miel en tu vida, ya sea para curar tu cuerpo, mejorar tu cocina o mejorar tu piel, uñas y cabello.

Al utilizar estos consejos y técnicas, puedes mejorar la calidad de tu vida y tu patrimonio. Por supuesto, no verás todos los beneficios de usar miel de una sola vez. Sin embargo, con el uso continuo, seguramente habrá un cambio significativo en cómo te ves y te sientes. Recuerda que la miel no debe usarse sola, sino en colaboración con otras opciones de estilo de vida saludable.

Ya sea que apliques estos consejos sobre el uso de miel a tu vida diaria, o te dediques a concientizar a otras personas acerca de la importancia de las abejas, o incluso que decidas aprovechar los beneficios de la miel en un único aspecto de tu vida; es innegable que hemos aprendido bastante de la miel, sus productoras, las maneras de cosecharla y cómo aplicarla para generar un bien.

Recuerda que nuestras compañeras las abejas dependen de nuestro cuidado para continuar produciendo esta maravillosa sustancia, por lo que es importante poner atención a lo que afecta a sus poblaciones y la manera en la que podemos ayudarlas.

La miel ha sido un recurso preciado a lo largo de los años, por muchas culturas e individuos, es bien sabido que es sumamente benéfica al cuerpo humano e incluso es el único alimento producido por un insecto que consumimos, ¡y no nos cansamos de hacerlo! Claro, como todo en la vida, deberá ser con moderación.

Espero que hayas aprendido de este libro y lo hayas disfrutado tanto como yo lo hice. Decídete a aplicar alguno de sus múltiples usos en, al menos, un aspecto de tu vida. ¡Verás los increíbles resultados que el agregar un poco de dulce miel a tus días tendrá en ti!

Referencias

Angelini, D. 2019. "The fascinating history of honey" en *Bugs in our backyard*. Recuperado de https://bugsinourbackyard.org/the-fascinating-history-of-honey/

Donkersley, P. 2019. "Bees: how important are they and what would happen if they went extinct" en *The Conversation*. Recuperado de https://theconversation.com/bees-how-important-are-they-and-what-would-happen-if-they-went-extinct-121272

N/A. 2020. "Honey: a bit of history" en *Miel Factory*. Recuperado de https://www.miel-factory.com/en/blogs/blog/miel-histoire

N/A. 2021. "Honey Bee Facts" en *Buzz about bees*. Recuperado de https://www.buzzaboutbees.net/honey-bee-facts.html

N/D. "The History of Honey, 40 Million Years Of Honey & Honey Bees" en *The Nibble*. Recuperado de http://www.thenibble.com/reviews/main/honey/honey-history.asp

N/D. "What is beekeeping? The beginners introduction" en *Bee keep club*. Recuperado de https://beekeepclub.com/getting-started-beekeeping/what-is-beekeeping-the-beginners-introduction/

Riddle, S. 2016. "The chemistry of honey" en *Bee Culture*. Recuperado de https://www.beeculture.com/the-chemistry-of-honey/

Shatzman, C., Siclait, A. 2019. "12 ways honey can up your beauty game" en *Women's Health Magazine*. Recuperado de https://www.womenshealthmag.com/beauty/a19946109/beauty-uses-for-honey/

Trowbridge, P. 2020. "What is honey?" en *The Spruce Eats*. Recuperado de https://www.thespruceeats.com/honey-history-1807611

Vickers, H. 2018. "Why are bees important? And how you can help them" en *Woodland Trust*. Recuperado de https://www.woodlandtrust.org.uk/blog/2018/07/why-are-bees-important-and-how-you-can-help-them/